Susanne Großmann

Der basische Mensch

Zurück zum natürlichen Ursprung der Gesundheit

Ein Anwenderbuch für die Praxis

Dieses Buch ist mit bestem Wissen und Gewissen entstanden. Dennoch gibt es lediglich die Sichtweise der Autorin wieder und deshalb liegt die Durchführung aller hier beschriebenen Anwendungen in der Eigenverantwortung des Lesers, für die die Autorin keinerlei Haftung übernimmt. Dieses Buch ersetzt nicht die Therapie oder fachkundliche Beratung bei einem Arzt, Heilpraktiker oder Psychotherapeuten.

ISBN 13: 978-1502333421
ISBN 10: 1502333422

Herstellung und Druck:
Siehe Eintrag auf der letzten Seite

Impressum:
Susanne Großmann
Gerta-Overbeck-Ring 14
38446 Wolfsburg
www.grossmann-beratungen.de
grossmann-coaching@web.de

Gewidmet allen Menschen, die sich selbst als Schöpfer ihrer Gesundheit erkennen.

Über die Autorin
Susanne Großmann, Jg. 1971, lebt in Wolfsburg, ist ausgebildete Heilpraktikerin und selbstständig im Bereich Coaching. Ihre Beratungsschwerpunkte liegen bei den Themen Gesundheit und Ernährung, Persönlichkeitsentwicklung, berufliche Weiterentwicklung und Krisen- und Konfliktmanagement. Bei Anfragen zu Coachings, Vorträgen und Seminaren erreichen Sie die Autorin unter: grossmann-coaching@web.de
Weitere Infos finden Sie unter: www.grossmann-beratungen.de

Inhaltsverzeichnis

Der basische Mensch
Der Selbstversuch

Das Buch “Der basische Mensch“ ist aus einem Projekt des Selbstversuches heraus entstanden. Als ich anfing dieses Ernährungs- und Gesundheitskonzept an mir zu testen, war ich neugierig, wie weit ich damit für mich kommen würde, wenn ich meine Ernährung auf natürlich und basenüberschüssig umstelle, meinen Körper mit natürlichen Mitteln von innen reinige und entschlacke, meine Körperpflege von bisheriger Naturkosmetik auf basische Naturkosmetik mit sehr wenigen Produkten reduziere und durch das alles dann die Energie bekomme, mein Leben aufzuräumen, lerne mich gesund abzugrenzen, zu dem, was mich im Alltag alles sonst noch so “sauer“ macht. Als Testobjekt war ich prädestiniert für dieses Projekt, denn vor Beginn war ich übergewichtig, chronisch krank, mit immer wiederkehrenden langwierigen Atemwegserkrankungen, diversen Hauterkrankungen, einer schon sehr lange bestehenden Erkrankung des venösen und lymphatischen Systems und vom Psychischen her von diversen mittelschweren Angstattacken geplagt. Schon kurze Zeit nach der Ernährungsumstellung, nach etwa 3 Wochen, bemerkte ich, wie ich innerlich ruhiger wurde, besser schlafen konnte und mehr an Gewicht verlor, als ich eigentlich erwartete hatte. Das mit dem Gewichtsverlust entwickelte sich dann so weiter, dass ich in 6 Monaten rund 30 kg verlor, ohne gehungert oder gar Kalorien gezählt zu haben und diese 30 kg waren in meinem Fall auch nicht zu viel. Das Positive an einer basenüberschüssigen Ernährung ist, dass sich der Körper von den überflüssigen Säuren befreit, die Körpersubstanz, die er aber braucht, um gesund, jugendlich und frisch auszusehen, nicht angreift. Meine Angst, dass wenn man mit über 40 in kurzer Zeit sehr viel an Gewicht verliert und dadurch mehr Falten bekommt, war somit unbegründet, denn eher das Gegenteil war der Fall, nämlich das ich mich optisch um einiges verjüngt hatte, welches mir auch des Öfteren bestätigt wurde. Viele meiner chronischen Beschwerden sind nach schon sehr kurzer Zeit verschwunden. Die Atemwegserkrankung verabschiedete sich, indem mein Körper mit einer Lungenentzündung die letzten Gifte aus diesem Körperbereich ausleitete. Seitdem treten Atemwegserkrankungen bei mir nur noch sehr selten und dies dann auch nur in leichter Form auf. Meine Haut hat sich durch die basische Körperpflege ebenfalls sehr zum Positiven verändert. Neue Hobbies haben sich bei mir entwickelt, wie die Lust aufs Kochen, Salate machen und die Leidenschaft für lange Spaziergänge bei jedem Wetter. Meine Körperproportionen haben sich harmonischer gestaltet, als noch vor einigen Jahren, wo ich versuchte, durch ein intensives Sportprogramm und mit einer eher säurelastigen Ernährung zu meinem persönlichen Idealgewicht zu kommen. Durch diese positiven Erfahrungen an mir selbst, kann ich in meinen Gesundheits- und Ernährungsberatungen, meinen Vorträgen und Seminaren auch nur noch dieses Ernährungs- und Gesundheitskonzept, welches auf einer sehr ursprünglichen und natürlichen Ernährungs- und Lebensweise beruht, vermitteln. Mein Motto für dieses Konzept lautet deshalb: "Der Mensch ist von der Natur gemacht und wenn er so natürlich wie möglich lebt, dann ist dieses auch die beste Voraussetzung dafür, so lange wie möglich gesund zu bleiben.

Die Geschichte der Übersäuerung und wie diese sich in unser Leben schleicht....

Basisch werden wir geboren, übersäuert sterben wir. Der Anfang unseres Lebens ist basisch und das Ende sauer. Der klassische Alterstod ist also genau genommen ein Säuretod, denn im fortgeschrittenen Alter ist der Körper durch die stetig abnehmende Leistung der Ausscheidungsorgane wie Niere, Lunge, Darm und Haut immer weniger in der Lage, die durch den Stoffwechsel anfallenden Säuren wieder auszuscheiden, welches zu einer immer zunehmenderen Ansammlung dieser im Körper führt. Des Weiteren können Basen aus der Ernährung oft schlechter aufgenommen werden, da der Darm durch eine über die Jahre hinweg zu Säure bildende Ernährung verschlackt ist und somit eine Nährstoffaufnahme erschwert wird. Als Embryo schwimmen wir 9 Monate lang im basischen Fruchtwasser, welches einen ph-Wert von ca. 8,5 hat. Wenn wir auf die Welt kommen, erhalten wir im Idealfall mindestens 6 Monate lang die gute Muttermilch, die für uns zu diesem Zeitpunkt auch das optimalste Lebensmittel ist. Bis zum ca. 4.Lebensjahr bilden wir noch das Laktose abbauende Enzym Laktase und können Milch somit gut vertragen, danach immer weniger. Bevor unsere ersten Zähne da sind, gibt es für uns dann hoffentlich gekochtes und püriertes Gemüse mit Kartoffeln und zerkleinerte Banane, welche alles sehr basenreiche Lebensmittel sind. Im ungünstigeren Fall gibt es sonst die ersten altersentsprechenden Fertiggerichte, wie pulverisierte Kindermilch und Breie, und unser Geschmack für industrielle Nahrung erhält somit seine Anfangsprägung. Mit ca. einem Jahr fangen wir dann an, dieselben Fertiggerichte wie unsere Eltern zu essen. Obst und Gemüse gibt es dann nur ab und zu mal als Beilage, da unser Geschmack eher weniger darauf eingestellt ist und es ja auch oft Arbeit macht, dieses alles zuzubereiten und zu zerkleinern. Die Semmel für zwischendurch ist beim Bäcker, den es mittlerweile ja an jeder Ecke gibt, auch schneller gekauft. Bis zu einem gewissen Alter kann unser junger Stoffwechsel dieses alles noch mehr oder weniger gut verarbeiten, aber auch schon in jungen Jahren und im Kindesalter sind viele Menschen heutzutage schon chronisch übersäuert, welches bedeutet, dass selbst im jungen Alter die Pufferkapazitäten des Blutes schon herabgesetzt sind. Babys bestehen noch zu 30% aus Mineralstoffen und haben 70% schlackenfreie Körperflüssigkeit. Ab einem Alter von 40 Jahren sind es schon nur noch 15% Mineralstoffe und 35% schlackenfreie Körperflüssigkeit und ab dem 60. Lebensjahr bestehen wir dann nur noch aus ca. 10% Mineralien und unsere Körperflüssigkeiten sind zu 2/3 verschlackt. Die Folge davon sind dann Verhärtungen des Bindegewebes und eine Unterversorgung der Körperzellen mit Sauerstoff und Nährstoffen, weil das Blut bei zunehmender Übersäuerung auch immer langsamer durch den Körper fließt. Es kommt zu einer verlangsamteren Ausscheidung, welches eine beginnende Selbstvergiftung des Körpers zur Folge hat. Eine verborgene Übersäuerung äußert sich erst einmal mit Befindlichkeitsstörungen, den sogenannten kleinen Wehwehchen, die meistens erst einmal nicht ernst genommen werden. Die Pufferbasen sind vermindert und der Körper hat die Schlacken (eingelagerte Säuren) in entfernter liegenden Körpergewcben abgelagert. Haben wir zwischendurch dann Infektionen, Erkältungen, Fieber, Durchfall oder auch Schweißausbrüche, werden bei diesen Zuständen die Puffersysteme erheblich in Anspruch genommen und es kommt zu einem erhöhten Mineralienverlust. Bei einer chronischen Übersäuerung haben wir all diese Zustände nicht rechtzeitig genug ernst genommen und unsere Mineraliendepots durch basenüberschüssige Ernährung und eventuelle zusätzliche Basenpräparate wieder aufgefüllt. Jetzt können chronische Erkrankungen wie Rheuma, Allergien und schwere Infektionen in unseren Körper Einzug nehmen. Bei der nächsten Stufe der Übersäuerung kommt es bereits zur Mangeldurchblutung einzelner Gewebebereiche oder auch zu einer sogenannten Säurestarre, bei der die Fließgeschwindigkeit des Blutes durch die mangelnde Sauerstoffversorgung herabgesetzt ist. Es droht Herzinfarkt oder Schlaganfall und am Ende kommt es dann zu einer Säurekatastrophe, die wichtige Organfunktionen ausfallen lässt. Der Körper kann nun keine Säuren mehr ausscheiden und auch keine Basen mehr bilden. Es kommt zu einer Säureüberflutung aller Körperzellen, wobei auf der Intensivstation dann noch versucht werden kann, den Menschen durch starke intravenöse Basengaben zu retten.

Das Säure-Basen-Gleichgewicht

Alles, was der Mensch an Nahrung zu sich nimmt, wird aufgespalten und verwertet, was im Allgemeinen als Stoffwechsel bezeichnet wird. Bei der Verstoffwechselung der Nahrung entstehen Säuren und Basen. Säuren entstehen durch Stoffwechselendprodukte von Fetten, Milchprodukten, Fleisch und Kohlenhydraten, die vom Körper nicht vollständig verdaut und ausgeschieden werden. Diese Stoffwechselendprodukte bleiben im Verdauungstrakt liegen und erzeugen Säuren, die dann in den Blutkreislauf gelangen und im Bindegewebe erst einmal als Schlacken eingelagert werden. Ist dieser Bindegewebespeicher mit Schlacken überfüllt, so gelangen diese zu den Organen und es kommt zu Funktionsstörungen dieser Organe. Deshalb sollte die tägliche Ernährung etwa aus 75 Prozent Basen bildenden und zu 25 Prozent aus Säure bildenden Lebensmitteln bestehen, sodass der Körper die anfallenden Säuren durch Basen wieder ausgleichen kann.

Alle in der Nahrung enthaltenen Nährstoffe wie Vitamine, Mineralien, Spurenelemente, Fette, Eiweiß und Kohlenhydrate nutzt der Körper zur Energiegewinnung, um Auf- und Abbauprozesse in den Körperzellen zu steuern und um die Regelkreise der physiologischen Prozesse, wie die Ausschüttung von Hormonen und Enzymen zu steuern und das Immunsystem intakt zu halten, damit der Organismus so lange wie möglich gesund bleibt. Zu diesen physiologischen Regelkreisen gehört in allererster Linie die konstante Aufrechterhaltung des Blut ph-Wertes in dem Bereich von 7,35-7,45, um so die etwa 70 Billionen Körperzellen optimal zu versorgen, denn nur wenn sich der ph-Wert des Blutes in diesem Bereich befindet, kann es seine lebensnotwendigen Aufgaben erfüllen. Zu diesen gehören neben der Zellernährung durch die Nährstoffe aus dem Darm, auch der Abtransport von Stoffwechselendprodukten wie den Schlacken, die durch eine zu säureüberschüssige Ernährung entstehen, ebenso wie der Sauerstofftransport aus der Lunge. Haben sich zu viele Schlacken im Bindegewebe angelagert, dann verlangsamen sich die Stoffwechselprozesse und es kommt zu Übergewicht und chronischen Erkrankungen. Fällt ph-Wert des Blutes unter 7,35, welches zu einer verlangsamten Fließgeschwindigkeit und zur Versteifung der Blutzellen führt, dann kommt es zu Arterienverschluss, was letztendlich Herzinfarkt oder Schlaganfall zur Folge hat. Ab einem Blut ph-Wert von 7,2 droht dann somit bereits Lebensgefahr. Dieses allein zeigt, wie wichtig der ph-Wert im Blut ist, damit eine optimale Fließfähigkeit gewährleistet

ist. Erhält der Körper über die Nahrung zu wenig Mineralstoffe, um die durch den Stoffwechsel anfallenden Säuren zu neutralisieren, so baut er diese dann aus Knochen und Gefäßen ab, welches u.a. auch Osteoporose und eine Erhöhung des Cholesterinspiegels zur Folge haben.
Der Körper selbst besteht aus Mineralien (Basen) wie Kalzium, Kalium, Phosphor, Natrium, Schwefel, Magnesium, Kupfer, Zink, Jod, Selen, Silizium und er verfügt auch selbst über verschiedene körpereigene Puffersysteme, die dafür sorgen, dass der ph-Wert des Blutes aufrecht erhalten wird. Dies ist zu einem der Magen, der zur Verdauung Salzsäure bildet und im Gegenzug auch immer das basische Mineral Bicarbonat ausschüttet, um die mit der Nahrung anfallenden Säuren zu neutralisieren. Entstehen bei der Verstoffwechselung der Nahrung vermehrt Säuren, muss der Magen ebenso vermehrt Bicarbonat bilden, sodass auch wiederum erneut Salzsäure produziert wird. Ist dann aber keine Nahrung mehr da, die von der Salzsäure verdaut werden kann, so greift dies die Magenschleimhaut und Magenwände an, welches letztendlich zu Entzündungen und Geschwüren führt. Weitere Unterstützung für das Säure-Basen-Gleichgewicht erhält der Körper von Leber, Gallenblase und Bauchspeicheldrüse, den sogenannten basophilen (Basen anziehenden) Organen, die Bicarbonat aufnehmen und zusammen mit ihren Verdauungssäften bei Bedarf in der richtigen Konzentration in den Verdauungstrakt abgeben, denn im Dünndarm und in den anderen Darmabschnitten müssen basische Verhältnisse herrschen, damit die Verdauung optimal funktionieren kann und die über die Darmwand in das Blut abgegebenen Nährstoffe aufgeschlossen werden können. Das Bicarbonat-Salzsäure-System aus dem Magen übernimmt zu etwa 75 Prozent die Aufgabe des Säure-Basen-Ausgleichs. Ein weiteres Puffersystem des Körpers ist das im Blut enthaltene Hämoglobinat, welches vom Gehalt des Hämoglobins (roter Blutfarbstoff) abhängig ist, denn wenn dieser erniedrigt ist, wird damit auch die Pufferkapazität herabgesetzt. Von untergeordneter Bedeutung gehören auch noch das im Blut enthaltene Proteinat und Phosphat zu diesem körpereigenen Puffersystem. Weitere Unterstützung in der Ausscheidung überschüssiger Säuren erhält der Körper durch die Nieren, die Lunge und die Haut. Die Nieren scheiden starke, nicht flüchtige Säuren aus, die durch chemische Reaktionen in Harn-, Schwefel- oder Phosphorsäuren umgewandelt und an Ammoniak gebunden über den Urin ausgeschieden werden. Die Lunge scheidet die schwachen, flüchtigen (gasförmigen) Säuren aus, indem sie Kohlensäure in Form von Kohlendioxid abatmet und

die Haut scheidet über die Schweißdrüsen Schweiß als überschüssige Säuren aus.
Dieses natürliche Regelwerk des Körpers zur Entsäuerung funktioniert so lange gut, wie es nicht überlastet wird. Wird es geschwächt, wie z.B. durch eine jahrelange zu stark Säure bildende Ernährung, lang anhaltende Stressbelastung, durch übermäßige körperliche Belastung oder Bewegungsmangel, so bricht dieser Kompensator allmählich zusammen und es kommt zu einer beginnenden Übersäuerung.

Der Mensch und seine Körperflüssigkeiten

Die Funktionssysteme unseres Körpers benötigen spezifische ph-Werte, um optimal funktionieren zu können. Durch die Vielzahl der unterschiedlichsten Reaktionen herrschen in jedem Zelltyp, Körperbereich und Organ verschiedene ph-Werte. Der ph-Wert misst die Konzentration des Wasserstoffs pro Liter wässriger Lösung. Je sauer eine Lösung ist des höher ist die Konzentration der Wasserstoffionen. Geht die Lösung in den basischen Bereich über, dann überwiegen die Hydroxylionen. Die Skala der ph-Messwerte reicht von 1-14, wobei ph 1 stark sauer und ph 14 stark basisch ist. Der ph-Wert von 7 ist neutral, darüber hinaus wird es basisch oder alkalisch. Flüssigkeiten unter einem ph-Wert von 7 bezeichnet man als Säuren, ph-Werte darüber als Basen oder Laugen.

Die ph-Werte der Körperflüssigkeiten

Blut und Gewebeflüssigkeit	7,35-7,45
Bauchspeicheldrüse	7,8 - 8,0
Fruchtwasser	8,0 - 8,5
Dickdarm	7,9 - 8,0
Mastdarm	7,7 - 7,85
Dünndarm	7,55-7,65
Zwölffingerdarm	4,8 - 8,2

Bindehaut	7,3 - 8 ,0
Gehirn- und Rückenmarksflüssigkeit (Liquor)	7,3 - 7 ,4
Galle	6,95 - 7,05
Mundhöhle(Speichel)	6,2 - 7,2
Urin	4,8 - 8,0
Schweiß	4,0 - 6,8
Scheidenflüssigkeit	3,4 - 4,2
Magen	1,2 - 3,0

Faktoren, die zu einer Übersäuerung beitragen

Falsche Ernährung
Je verarbeiteter und unnatürlicher die Nahrung ist, desto weniger Mineralstoffe enthält sie und umso Säure bildender wirkt sie sich im Stoffwechsel aus. Natürliche Ernährung enthält Mineralstoffe (Basen), um Säuren auszugleichen.

Genussmittel im Übermaß
Alkohol, Süßigkeiten, Nikotin und Kaffee im Übermaß treiben eine Übersäuerung voran. Hier macht die Dosis das Gift!

Falsche Essgewohnheiten
Zu schnell, zu wenig gekaute und eingespeichelte Nahrung überfordern Magen und Darm. Das Essen nebenbei beim Fernsehen, Lesen oder gar bei der Arbeit lassen uns unser Sättigungsgefühl gar nicht mehr richtig wahrnehmen und verleiten uns dazu, mehr zu essen, als wir eigentlich brauchen.

Falsche Trinkgewohnheiten
Der Körper braucht 0,031 Flüssigkeit pro kg/Körpergewicht, um die Säurereste aus der Verstoffwechselung verdünnen und ausscheiden zu können. Die optimalen Getränke hierfür sind stilles Mineralwasser, Leitungswasser (am besten abgekocht und gefiltert) oder

Kräutertee. Abends nach 19 Uhr sollten Sie nach Möglichkeit keine größeren Mengen Flüssigkeit mehr zu sich nehmen, da ab diesem Zeitpunkt die Nieren in ihrer Ausscheidungskapazität herunterfahren und die Flüssigkeit so nur noch verlangsamt ausgeschieden wird und den Körper somit belastet. Also am besten regelmäßig über den Tag hinweg verteilt trinken.

Bewegungsarmut
Der Alltag ist für viele, auch aus beruflichen Gründen, durch zu wenig körperliche Aktivität geprägt. Dadurch wird der Darm träge und kann seine Aufgaben nicht mehr optimal erledigen. Es muss nicht immer Sport sein, um etwas für seine Gesundheit zu tun, denn ein Spaziergang an der frischen Luft, am besten mit tiefer, bewusster Bauchatmung, sorgt hier schon für einen gesunden Ausgleich

Stress und Hektik
Schlägt uns auf Magen und Darm, bis hin zu Verstopfung, Durchfall und Geschwüren

Medikamente
Vor allem rezeptpflichtige Medikamente wie Cortison bilden Essigsäure und sind somit starke Säurebildner, ebenso wie das Schmerzmittel Acetylsalizylsäure, dass das Wort Säure schon in seinem Namen enthält.

Arten von Säuren, die durch die Ernährung entstehen

Säuren entstehen im Körper durch Reste von Nahrungsmitteln, die nicht vollständig verdaut wurden, wie z.B. tierisches Eiweiß oder konzentrierte Kohlenhydrate; aber auch chemische Zusatzstoffe wie Konservierungsmittel, Medikamente, Stress, übermäßige körperliche Belastung oder Bewegungsmangel bilden im Körper Säuren. Gewisse Mengen davon kann der Körper von selbst wieder ausgleichen, größere Mengen müssen über Niere, Lunge, Haut und Darm ausgeschieden werden und belasten diese langfristig bei säureüberschüssiger Ernährung und Lebensweise.

Es entstehen dabei unterschiedliche Arten von Säuren:
Schwefelsäure: Fleisch- und Wurstwaren, Käse, Quark, Eier
Harnsäure: Fleisch- und Wurstwaren
Salpetersäure: gepökelte Fleisch- und Wurstwaren
Phosphorsäure: Cola, Schmelzkäse, Fisch, Eier
Acetylsalicylsäure: Schmerzmittel
Ameisensäure: Süßstoffe
Gerbsäure: Kaffee, Tee
Essigsäure: Essig, Weißmehl, Zucker, Süßwaren
Kohlensäure: Getränke, flache Atmung, Bewegungsmangel
Kohlen-, Milch-, Essig- und Harnsäure: übermäßige Bewegung
Milch-, Harn- und Salzsäure: Stress
Salzsäure: Kochsalz

Was uns sonst noch sauer macht:

Zusatzstoffe in Lebensmitteln
Sie werden zugesetzt, um verarbeitete Lebensmittel haltbar zu machen (Konservierungsstoffe) und um die Konsistenz (Emulgatoren), die Farbe (Farbstoffe) und den Geschmack (Aromen, Geschmacksverstärker) zu beeinflussen. Sie werden auch als E-Nummern deklariert.

Chemikalien in:
-Kleidung & Schuhen
-Wasch- und Reinigungsmitteln
-Körperpflegeprodukten
-Medikamente, Narkosen, die Pille
-Gifte in Wohnräumen aus Möbeln, Farben, Tapeten, Bodenbelägen
-Elektosmog
-Gifte in Kinderspielsachen
-Chemikalien am Arbeitsplatz

Symptome für Übersäuerung

Erhöhte Infektanfälligkeit: Durch eine verlangsamte Fließgeschwindigkeit des Blutes kommen die darin enthaltenen Abwehrzellen nicht mehr schnell genug an den Infektionsort, um dort die Infektionserreger (Viren, Bakterien) unschädlich machen zu können

Neigung zu Allergien: Zu stark Säure bildende Nahrung schädigt die Darmschleimhaut und macht diese durchlässiger, um Allergene direkt aus der Nahrung in die Blutbahn zu leiten. Es kommt zu einer Freisetzung des Gewebshormons Histamin, das nun versucht, die Allergene zu bekämpfen und somit die allergischen Reaktionen, wie Juckreiz, Rötungen und Schwellungen auslöst. Dies hat zur Folge, dass der Körper auch auf immer mehr natürliche Nahrungsmittel allergisch reagiert.

Gewichtszunahme: Ist der Stoffwechsel mit Säuren überlastet, werden diese in den Fettzellen gespeichert, welches eine Gewichtszunahme zur Folge hat. Bei stetig zunehmender Übersäuerung verformt sich der Körper immer unproportionaler und lässt somit die sogenannten Problemzonen entstehen.

Erschöpfung, Unkonzentriertheit, Stimmungsschwankungen: Auch die Flüssigkeit, die das Gehirn umgibt (Liquor), braucht einen basischen ph-Wert, damit alle Regelprozesse dort optimal ablaufen können. Bei zunehmender Übersäuerung kommt es zu Konzentrationsmangel, Müdigkeit und depressiven Verstimmungen.

Schlafstörungen: Ein ausgeglichener Säure-Basen-Haushalt ist die Voraussetzung dafür, dass das vegetative Nervensystem sich in einem ausgeglichen Zustand befindet, welches auch den Schlaf-Wach-Rhythmus entscheidend beeinflusst.

Verdauungsprobleme: Im Darm müssen basische Verhältnisse herrschen, damit die Verdauung stattfinden kann. Ist der zu verdauende Nahrungsbrei zu sauer, braucht der Darm länger, um diesen in die einzelnen Darmabschnitte weiterleiten und dann wieder ausscheiden zu können. Darmbeschwerden wie Blähungen und Verstopfung können die Folge davon sein.

Rücken- und Gelenkbeschwerden: Durch die zunehmende Verschlackung des Bindegewebes wird dieses immer schlechter mit Nährstoffen und Sauerstoff versorgt und verhärtet dadurch. Die Säuren können innerhalb der Gelenkspalten Kristalle bilden, die die ins Bindegewebe austretenden Nervenenden reizen und somit Schmerzen verursachen.

Probleme mit Haut, Haaren und Nägeln: Da in Haut, Nägeln und in den Haarwurzeln Mineralien gespeichert sind, kommt es bei zunehmender Entmineralisierung dieser Speicher durch Basenmangel in der Ernährung zu Symptomen wie Schuppenbildung, fettigem Haar, Nagelpilz, brüchigen Nägeln und trockener oder unreiner Haut. Eine Behandlung mit sauren Reinigungs- und Pflegeprodukten verstärkt die ganze Symptomatik noch um ein Vielfaches.

Nächtliches Schwitzen: Durch verstärktes nächtliches Schwitzen versucht der Körper sich während der Nachtruhe von überschüssigen Säuren zu befreien.

Cellulitis: Säuren werden im Bindegewebe in den Fettzellen eingelagert. Durch die besondere Struktur des weiblichen Bindegewebes werden diese Einlagerungen in Form von Dellen (Orangenhaut) sichtbar.

Vorzeitige Alterung (frühe Faltenbildung & Ergrauen der Haare): Die collagene Struktur der Haut verliert durch Übersäuerung ihre Festigkeit, d.h. sie wird zerstört, in dem die Säuren die Mineralienspeicher (Basendepots) unter der Haut angreifen. Die geleerten Basenspeicher zeigen sich dann in Form von Hautüberschüssen als Falten. Graue Haare entstehen dadurch, dass die melaninbildenen Haarwurzelzellen, die für die Pigmentierung der Haare sorgen, durch eine fortschreitende Übersäuerung ihre Produktivität immer mehr einstellen.

Haarausfall: Durch eine Unterversorgung der Haarwurzel mit Mineralien kommt es zur Verschlackung dieser, wodurch dann das Haar letztendlich ausfällt. Werden die Mineraliendepots im Körper wieder aufgefüllt und somit der Übersäuerung entgegen gewirkt, bestehen gute Chancen, dass aus der Haarwurzel auch wieder ein Haar herauswachsen kann.

Kalte Hände und Füße: Um sich selbst zu schützen, lagert der Körper Schlacken bevorzugt erst einmal in körperfernen Regionen, den sogenannten Peripheren (Hände und Füße) an, wodurch es dort dann zu einer verminderten Durchblutung kommt.

Dieses sind nur einige wenige Beispiele für Krankheiten oder Symptome, die durch eine Übersäuerung enstehen.

Gesundes Ess- und Trinkverhalten

Erwachsene nehmen optimalerweise 3 Mahlzeiten pro Tag zu sich. Wer Zwischenmahlzeiten weglässt, der gibt der Verdauung die Möglichkeit, dazwischen ungestört arbeiten zu können und der Fettverbrennung die Chance, noch einige Kalorien abzubauen, wenn mindestens 4, besser noch 5 Stunden dazwischen keine Nahrung und keine kalorienhaltigen Getränke mehr zu sich genommen werden.
Wer zwischen den Mahlzeiten Hunger verspürt, hat oft während der Hauptmahlzeit nicht genügend oder die falschen Nahrungsmittel gegessen. Es ist ein Anzeichen dafür, dass der Körper übersäuert und somit mit Mineralien unterversorgt ist. Es ist wichtig, sich während der Hauptmahlzeiten satt zu essen. Bitte bedenken Sie, dass wenn Sie mit dem Essen beginnen, es etwa ca. 20 Minuten dauert, bis Sie ein Sättigungsgefühl verspüren. Also essen Sie langsam, ohne Zeitdruck, kauen jeden Bissen gut durch (mindestens 20 Mal) und ohne Ablenkung dabei, wie z.B. Fernsehen.
Bei Heißhungerattacken zwischendurch gibt es folgende Hilfen:
-ein großes Glas heißes, abgekochtes Wasser trinken. Dem können Sie auch frischen in Scheiben geschnittenen Ingwer hinzufügen, welches zusätzlich noch antiviral wirkt und dem Wasser einen angenehmen Geschmack verleiht
-Kräutertee mit Süßholzwurzel, welcher besonders bei Heißhunger auf Süßes hilft
-bei Heißhunger auf Süßes greifen Sie anstatt zu Schokolade lieber zu basischen Süßigkeiten wie Trockenfrüchten. Bitte achten Sie unbedingt darauf, dass diese ungeschwefelt und nicht noch zusätzlich gezuckert sind, wie z.B. durch Glukosesirup und keine Konservierungsstoffe enthalten
-Nüsse (außer Erdnüsse), ganz besonders Mandeln, Cashew- oder Walnüsse, sind auch eine gute Nervennahrung, wenn es zwischendurch mal etwas sein muss. Diese dann bitte ungeröstet und ungesalzen
-bei Heißhunger auf eher herzhafte Sachen essen Sie soviel Kartoffeln, bis dieser gestillt ist oder auch mal ein hartgekochtes Ei.
-bis 16 Uhr dürfen Sie auch Obst und Rohkost in beliebiger Menge zwischendurch essen, wenn Ihr Appetit nach etwas verlangt. Nach 16 Uhr bitte nur noch Bananen, denn wer nach 16 Uhr noch Rohkost (rohes Obst, Gemüse und Salat) zu sich nimmt, läuft Gefahr, dass die Nahrung über Nacht unverdaut im Körper bleibt und vor sich hingärt. Dies bildet Fuselalkohole und schädigt auf Dauer die Leber. Es kann auch dazu führen, dass Sie schlecht durchschlafen können.

Frühstück

Wenn Sie morgens zur Frühstückszeit wenig oder noch gar keinen Hunger haben, dann brauchen Sie sich deshalb keine Sorgen zu machen, denn das ist rein physiologisch gut erklärbar, weil sich morgens und noch bis zum frühen Mittag der Körper in der Entgiftungsphase befindet, die in der Nacht beginnt. Da diese Entgiftungsphase noch bis zum späten Vormittag andauert, verlangt der Körper in dieser Zeit nicht unbedingt nach etwas zu essen. Allerdings können Sie ihm dann, um den Stoffwechsel und den Kreislauf etwas anzukurbeln, durch eine Portion Obst einen guten Start in den Tag geben. Wenn Sie größeren Appetit haben sollten, dann essen Sie auch mehr als eine Portion. Verzichten Sie auf tierisches Eiweiß (Eier, Käse, Wurst) oder konzentrierte Kohlenhydrate (Brot, Brötchen, Zucker) zum Frühstück, weil dies die Entgiftung des Körpers stört, da bei der Verstoffwechselung wieder Säuren anfallen. Außerdem belasten unsere beliebten Frühstückskombinationen aus Brot oder Brötchen mit Wurst, Käse, Ei oder Marmelade unsere Verdauung, da dies alles sehr ungünstige Nahrungsmittelzusammenstellungen sind. Konzentrierte Kohlehydrate wie Brot, Brötchen oder Marmelade, kombiniert mit tierischem Eiweiß wie Wurst, Käse oder Ei, sind alles Lebensmittel, die ausschließlich Säuren im Stoffwechsel hinterlassen und in Kombination miteinander belasten sie außerdem noch die Verdauung in hohem Maße.

Wenn Sie zum Frühstück gerne Getreideprodukte essen, dann konzentrieren Sie sich auf die glutenfreien Sorten wie Buchweizen, Hirse und Amarant, die nur leicht Säure bildend und wesentlich leichter verdaulich sind. Essen Sie aber immer noch Obst dazu, damit Sie Basen zum Ausgleich haben. Obst sind große Basenlieferanten, besonders dann, wenn es sich dabei um reifes und süßes Obst handelt. Dieses sind vor allem Bananen, süße reife Äpfel, Birnen, frische Feigen, Melonen, Weintrauben, Ananas, Mangos und Papayas. Zitrus- und zum Teil auch Beerenfrüchte sind eher weniger Basen bildend, können aber auch in Ihrem Speiseplan mit berücksichtigt werden, da sie viele Vitalstoffe enthalten; günstig ist es auch immer, süßes mit saurem Obst zu kombinieren. Wenn Sie sonst morgens gerne Milch trinken, versuchen Sie als Alternative einmal Reis-, Mandel- oder Hafermilch, da diese sich in der Verstoffwechselung nur leicht Säure bildend bis neutral verhalten und außerdem laktosefrei sind.

Mittags

Mittags ist die ideale Zeit für einen Salat. Seien Sie da kreativ und stellen Sie ihn sich nach Ihrem Geschmack aus frischen, am besten saisonalen Zutaten zusammen. Wählen Sie dabei aus den diversen Blattsalaten wie Feld-, Kopf-, Eisberg-, Endivien-, Lolorossosalat und kombinieren Sie diese mit Zutaten wie Gurken, Tomaten, Radieschen Paprika, geraspelten Möhren, Sprossen, Keimen, Maiskörnern aus dem Glas (ohne Zuckerzusatz) oder Oliven (sind sehr basisch, aber bitte ohne Branntweinessig eingelegt). Wenn Sie den Salat als Hauptmahlzeit essen, sollten Sie noch tierisches Eiweiß in Form von hart gekochten Eiern, Käse, Fisch oder Fleisch dazu kombinieren, denn dadurch kann der Körper die Mineralien aus der Rohkost noch besser verwerten. Beachten Sie bei tierischem Eiweiß, dass dieses nur ca. ¼ der Menge zu den anderen Zutaten betragen sollte. Mit der Zugabe von Salatkernen z.B. aus Sonnenblumen-, Pinien- oder Kürbiskernen, können Sie Ihrem Salat auch noch einmal eine zusätzliche Dosis an guten ungesättigten Fettsäuren liefern. Verzichten bei der Herstellung der Salatsoße und auch bei anderen Gelegenheiten auf die Verwendung von Branntweinessig, denn dabei handelt es sich um einen der stärksten Säurebildnern in der Ernährung. Ersetzen Sie ihn z.B. durch Apfel-, Obst- oder Weinessig oder auch Zitronensaft, da diese in der Verstoffwechselung wesentlich weniger Säure bildend sind. Bei der Salatsoße verwenden Sie Essig oder Zitronensaft im Verhältnis 1:3 mit kalt gepressten Pflanzenölen, wie z.B. Olivenöl, Leinöl, Walnussöl oder anderen Sorten. Die Salatsoße können Sie mit Salz (bitte stets sparsam verwenden), Pfeffer und weiteren getrockneten oder frischen Kräutern und Gewürzen Ihrer Wahl würzen. Des Weiteren können Sie Ihrem Salatdressing noch Senf (ohne Zucker) oder z.B. Crema di Balsamico (ohne Zucker) zufügen. Bitte verwenden Sie keine fertigen Salatwürzmischungen, da diese Produkte oft Zusatzstoffe wie Zucker, Geschmacksverstärker, welcher sich auch hinter dem Namen Hefeextrakt versteckt, oder modifizierte Stärke enthalten, die wiederum Säure produzieren. Bitte die vom Salat gebildete Flüssigkeit immer mittrinken, da sich darin die wasserlöslichen Vitamine gesammelt haben. Ebenso können Sie Mittags Kartoffeln, Gemüse und tierisches oder pflanzliches Eiweiß nach belieben miteinander kombinieren. Denken Sie dabei nur immer an die Mengenverhältnisse auf Ihrem Teller (Viertel-Teller-Methode = ¼ Säurebildner: tieriesches Eiweiß, ¾ Basenbildner: Kartoffeln, Gemüse, Salat). Soßen sind zu den Gerichten auch erlaubt, sofern diese nicht

mit Weizenstärke gebunden werden. Verwenden Sie stattdessen Kartoffel- oder auch Johannisbrotkernmehl, dass Sie im Bioladen oder in der Bioecke des Supermarktes erhalten. Es ist auch erlaubt, die Soße mit einem Schuss Sahne zu verfeinern oder das Gemüse mit Butter zu veredeln. Selbst beim Abnehmen fallen kleine Mengen dieser natürlichen Fette, die sich bei ihrer Verstoffwechselung neutral verhalten, nicht ins Gewicht. Zum Braten ist besonders Kokosfett geeignet, da es eine hohe Hitzestabilität aufweist. Ansonsten eignen sich am besten sogenannte Bratöle, die aus raffinierten Raps-, Sonnenblumen- oder Sojaöl bestehen. Auch geeignet ist natives (extra vergine) Olivenöl, da es durch seine einfach ungesättigten Fettsäuren ebenfalls hoch erhitzt werden kann. Wenn Sie Reis oder Nudeln essen, kombinieren Sie diese bitte nicht mit tierischem Eiweiß, da dieses wieder eine Kombination aus zwei Säurebildnern ist und dadurch schwer verdaulich wird. Bei Nudeln und Reis auch immer an die Viertel-Teller-Methode denken (¼ Reis oder Nudeln, ¾ Gemüse und Salat). Essen Sie also lieber des Öfteren die Basen bildende Kartoffel!
Wenn Sie einmal das Mengenverhältnis zwischen Säure bildenden und Basen bildenden Nahrungsmitteln innerhalb einer Mahlzeit nicht einhalten konnten, dann können Sie bei der nächsten Mahlzeit nur Basen bildende Lebensmittel wie z.B. Kartoffeln, Gemüseeintopf oder einen Salat ohne Ei, Käse, Fisch oder Fleisch essen und dieses damit dann wieder ausgleichen. Bei Feierlichkeiten können Sie vor Beginn des Schlemmens (ca. ½ Stunde) eine zusätzliche Dosis Basenpulver oder Tabletten nehmen, um den nachfolgenden Angriff Säure bildender Nahrungsmittel besser abpuffern zu können.

Abends

Abends ist die ideale Zeit für warme Mahlzeiten wie Kartoffeln und Gemüse mit oder ohne Fleisch oder Fisch. Ein Gemüseeintopf, der auch ganz schnell einmal mit tiefgefrorenem Suppengemüse und Kartoffeln zubereitet werden kann oder auch eine pürierte Suppe sind weitere Möglichkeiten für ein optimales Abendessen. Kartoffeln können Sie auch als Pellkartoffeln auf Vorrat vorkochen und problemlos einige Tage im Kühlschrank aufbewahren, um dann daraus schnell einen Auflauf, Rösti oder Bratkartoffeln zu machen. Gemüse kochen Sie bitte im Schnellkochtopf, im Dampfeinsatz oder trinken die nach dem Kochen verbleibende Flüssigkeit zum Essen mit dazu, da sich hier die wasserlöslichen Vitamine gesammelt haben. Tiefge-

frorenes Gemüse ist frischem Gemüse in der Qualität gleichzusetzen, wenn dieses keine weiteren Zusatzstoffe enthält. Für die Gemüsebrühe dürfen Sie ruhig ein Fertigprodukt verwenden, wenn keine Weizenstärke, Zucker, Mononatriumglutamat (Geschmacksverstärker) oder Hefeextrakt enthalten sind. Diese erhalten Sie in der Bioecke im Supermarkt oder im Bioladen.
Auch ein Kartoffel- oder Gemüseauflauf ist schnell zubereitet. Mit Käse zu überbacken ist dabei natürlich erlaubt. Bitte verwenden Sie dafür nur Käse ab 40% Fettgehalt in Tr., da sogenannter Lightkäse für die Verdauung Schwerstarbeit bedeutet.
Wenn Sie abends einmal nicht kochen wollen oder können, dürfen Sie auch Bananen, Antipasti ohne Öl (oder überschüssiges Öl abwischen bzw. abwaschen) und nicht in Branntweinessig eingelegt, wie getrocknete Tomaten, Oliven, Pilze ect. essen. Denken Sie bitte daran, abends nach Möglichkeit keinen Salat oder andere Rohkost mehr zu sich zu nehmen.

Salz in der basischen Ernährung

Salz sollte auch in der basischen Ernährung stets sehr sparsam verwendet werden, da eine Menge von 6g täglich, welches in etwa einem Teelöffel entspricht, nicht überschritten werden sollte. Bitte achten Sie dabei nur darauf, dass es sich dabei um natürliches Salz handelt. Natürliches Salz, wie Meer-, Stein,- Ur- oder Himalajasalz enthält noch über 80 Mineralien, wie sie in einer ähnlichen Zusammensetzung auch in unseren Körperflüssigkeiten enthalten sind. Das herkömmliche Kochsalz besteht nur noch aus den zwei Mineralien Natrium und Chlorid, alle anderen Mineralien wurden raffiniert, welches bedeutet, dass sie mit chemischen Mitteln herausgewaschen wurden. Verwenden Sie bitte kein jod- oder fluoridhaltiges Salz, da dass dem Salz zugefügte Kaliumjodat vom Körper schlecht verwertet werden kann und somit auch eine Gefahr der Überdosierung gegeben ist. Außerdem ist die Herkunft des im Salz enthaltenen Kaliumjodats sehr fragwürdig, denn es entsteht auch als Abbauprodukt in der Industrie. Fluorid ist in grobstofflicher Form, wie es unserem herkömmlichen Speisesalz zugesetzt wird, für den Körper ein Gift und sollte aus diesem wohl verständlichem Grund gemieden werden. Natürliche Alternativen sind hier wieder Meer-, Stein-, Ur- oder Himalajasalz, die es zum Teil auch angereichert mit Jod aus natürlichen Quellen, wie Meeresalgen gibt. Dieses Jod kann vom Körper gut aufgenommen und verwertet werden. Wenn Sie aus gesundheitlichen Gründen mit Salz sparsam umgehen müssen, dann verwenden Sie Kräutersalz, denn durch die darin bereits enthaltenen würzenden Kräuter brauchen Sie letztendlich weniger Salz. Ebenso ist der Einsatz von Liebstöckel, dem sogenannten Maggikraut, eine Zutat, bei der Sie auf das Salz auch zum Teil ganz verzichten können. Wenn Sie Gemüse kochen, dann sollten Sie das Salz erst kurz vor Ende des Kochvorgangs hinzufügen, denn sonst verbinden sich die Mineralien des Salzes mit denen des Gemüses zu einer, für den Darm nicht mehr aufspaltbaren Kombination, welches zur Folge hat, dass der Körper diese Mineralien nicht verwerten kann.

Die Viertel-Teller-Methode

Um den Säure-Basen-Haushalt im Körper im Gleichgewicht zu halten oder ihn wieder dorthin zu bringen, ist ein Verhältnis von ¼ Säure bildender Nahrung und ¾ Basen bildender Nahrung ein optimales Maß. So können die überschüssigen Basen die anfallenden Säuren neutralisieren und der Körper kann diese über die Leber verstoffwechseln und gleich wieder über Nieren, Darm, Lunge und Haut ausscheiden, ohne sie als Schlacken im Körper ablagern zu müssen, weil zu wenig Mineralstoffe zur Neutralisierung vorhanden sind.
Um das Mengenverhältnis überschaubar zu halten, nehmen Sie Ihren Teller und teilen ihn visuell in 4 Teile. 3 Teile davon sind für die basischen Nahrungsmittel (Obst, Gemüse, Salat, Kartoffeln) vorbehalten, der Rest für die Säurebildner, wie tierisches Eiweiß (Eier, Käse, Fleisch, Fisch, Geflügel) oder konzentrierte Kohlehydrate (Nudeln, Reis, Brot). Neutrale Nahrungsmittel wie ungehärtete pflanzliche Fette, Öle, Butter und Sahne fallen beim Säure-Basen-Ausgleich nicht ins Gewicht, da sie weder Säuren noch Basen im Stoffwechsel hinterlassen. Natürlich muss aber bei den Fetten die Menge für den täglichen Kalorienbedarf mit berücksichtigt werden.

Trinken

Die optimale Trinkmenge richtet sich nach dem Körpergewicht eines Menschen. Ein Mensch braucht unter normalen Umständen 30ml Flüssigkeit pro kg Körpergewicht. Bei einem Menschen mit einem Körpergewicht von 70 kg sind es also 2,1 l Flüssigkeit, bei schweißtreibenden Aktivitäten, wie z.B. Sport, dann natürlich auch mehr. Dies ist wichtig, damit der Wasserhaushalt im Körper ausgeglichen wird, da wir ja durch Schweiß und Urin über den Tag hinweg auch ständig Flüssigkeit verlieren. Zur Entsäuerung braucht der Körper das Wasser, um die durch den Stoffwechsel anfallenden Säuren verdünnen und somit ohne die Nieren zu schädigen ausscheiden zu können. Der tägliche Flüssigkeitsbedarf sollte vorrangig durch stilles natrium- und mineralstoffarmes Mineralwasser oder auch Leitungswasser, am besten vorher abgekocht und gefiltert und durch Kräutertee (nicht mehr als 3 Tassen und lieber dünner gebrüht) gedeckt werden. Mineralstoffarmes Wasser hat eine höhere Ausleitungsfähigkeit, sodass Schlacken und Giftstoffe den Körper schneller wieder verlassen können. Trinken Sie schon morgens nach dem Aufstehen ein großes Glas warmes abgekochtes Wasser, damit der Flüssigkeitsverlust aus der Nacht wieder ausgeglichen werden kann und der Körper in seiner Entschlackungsphase, die bis zum frühen Mittag andauert, unterstützt wird. Sollten Sie zwischen den Mahlzeiten kalorienhaltige Getränke zu sich nehmen, so stoppt dies die Fettverbrennung, da diese zwischen den Mahlzeiten in Gang kommt, wenn Sie keine Kalorien zu sich nehmen und dazwischen mindestens 4, besser noch 5 Stunden Abstand lassen. Der Kaffeegenuss von 2-3 Tassen täglich ist in Ordnung, solange Sie mit dem Kaffee nicht Ihren Durst löschen. Nehmen Sie bitte keine Kondensmilch, stattdessen Sahne, Reis- oder Hafermilch. Zum Süßen verwenden Sie statt Zucker z.B. Stevia, Xylit (Birkenzucker) oder andere natürliche Süßungsmittel. Für sogenannte synthetische Süßstoffe ist in der basischen Ernährung kein Platz, da diese zu 100% aus Chemie bestehen und appetitanregend wirken, weshalb sie u.a. auch in der Schweinemast eingesetzt werden. Trinken Sie über den Tag verteilt bis 19 Uhr die für Sie angemessene Flüssigkeitsmenge nach Ihrem derzeitigem Körpergewicht. Bedenken Sie, dass wenn Sie mehr wiegen, Sie dadurch auch mehr trinken müssen und deshalb die allgemeine Standardaussage mit den 2 Litern Flüssigkeit pro Tag nicht für jeden zutreffend ist. Nach 19 Uhr schalten die Nieren in ihrer Ausscheidungsfähigkeit herunter, d.h. sie werden durch zu große Flüssigkeitsmengen überlastet. Trinken Sie in regelmäßigen

Abständen kleinere Mengen (1Glas, etwa 200-300ml) über den Tag verteilt. Trinken Sie zu den Mahlzeiten nach Möglichkeit nichts, denn der Grund dafür ist, dass durch das Trinken zu den Mahlzeiten die Verdauungssäfte, die die Bauchspeicheldrüse, der Darm, die Galle und der Magen in dieser Zeit ausgeschütten, verdünnt werden und die Verdauung dadurch erschwert wird. Trinken Sie ca. eine ½ Stunde vor dem Essen das letzte Mal etwas und dann optimalerweise erst etwa eine Stunde nach dem Essen wieder erneut.

Wege zur Ernährungsumstellung

Wer seine Ernährung umstellen möchte, der braucht oft erst einmal Abstand von seinem jetzigen Ernährungsverhalten, um dieses Ziel auch umsetzen zu können.
Das strikte Fasten, bei dem es sehr gut gelingt, die alten Essgewohnheiten loszulassen, ist allerdings nur für gesunde Menschen geeignet. Eine weitere Möglichkeit ist ein moderates Fasten, bei dem der Körper auch sehr gut entgiften kann, man aber kleine Mengen an Nahrung zu sich nimmt. Diese Art von Fasten kann bei Gesunden auch bei leichter beruflicher Tätigkeit während der Arbeit durchgeführt werden oder bei chronischen Erkrankungen (bei Darmerkrankungen, Diabetes und Schilddrüsenüberfunktion den Arzt fragen) zu Hause. Hierbei werden kleine Mengen an fester Nahrung zu sich genommen. Der Körper kommt damit für eine Zeit lang aus, ohne Hunger zu entwickeln, wenn vorher der Darm mit Glauber- oder Bittersalz gereinigt wird. Dafür nimmt man 20-30g Bitter- oder Glaubersalz und löst es in einem ¾ Liter warmen Wasser auf und trinkt dieses innerhalb von 15 Minuten aus. Stellen Sie für die nächsten Stunden sicher, dass Sie eine Toilette in der Nähe haben, denn es kommt nun zu mehreren durchfallähnlichen Stuhlgängen, die aber in der Regel kontrollierbar bleiben. Danach nehmen Sie jeden Morgen auf nüchternen Magen, am besten zusammen mit einem Basenpulver, für die gesamte Zeit des moderaten Fastens einen Teelöffel von dem Salz. Bitter- oder Glaubersalz sind allerdings keine alltäglichen Abführmittel. Dafür sind z.B. Flohsamenschalen besser geeignet. Das moderate Fasten sollte nur begonnen werden, wenn Sie sich körperlich fit fühlen. Sollten Sie gerade erst eine Infektion hinter sich gebracht haben oder sich sonst irgendwie unwohl fühlen, dann starten Sie damit bitte erst, wenn es Ihnen wieder gut geht.

Ernährungsplan

Morgens: Essen Sie eine „altbackene Semmel“, d.h. Sie kaufen sich beim Bäcker ein Brötchen aus Auszugsmehl (Weizen oder Dinkel), welches Sie mindestens 2 Tage alt werden lassen, d.h. Sie essen es erst am 3. Tag nach dem Kauf. Dieses Brötchen schneiden Sie sich in Scheiben (wie bei einem Laib Brot) und beißen davon immer nur einen kleinen Bissen ab, den Sie etwa 30 Mal kauen und vor dem Herunterschlucken mit einem kleinen Schluck Milch, Reis-, Hafer- oder Sojadrink oder auch Getreidekaffee mit Milch verdünnen.
Dieses dient dazu, wieder darauf zu achten und zu lernen, dass das Essen gut gekaut werden sollte, bevor es herunter geschluckt wird. Somit wird die Verdauung entlastet. Zwischenmahlzeiten gibt es nicht, da der Körper die Zeit zwischen den Mahlzeiten zum Entschlacken nutzen soll. Trinken Sie Kräutertee und heißes abgekochtes Wasser und lassen Sie bis zur nächsten Mahlzeit mindestens 4 Stunden, besser noch länger, Abstand.
Mittags: Zum Mittag gibt es eine pürierte Suppe, die Sie aus Kartoffeln, Möhren, Sellerie, Petersilienwurzel, Tomaten, Kohlrabi oder anderem frischen oder tiefgekühlten Gemüse zubereiten können. Verzichten Sie dabei auf Kohlgemüse und Zwiebeln, da dieses zu Blähungen führen kann. Sie dürfen die Suppe nach Ihrem Geschmack mit natürlichen Gewürzen würzen, Salz bitte nur, wenn überhaupt, sehr sparsam verwenden. Nach dem Kochen die Suppe pürieren und langsam kauend zu sich nehmen.
Zwischenmahlzeit: Im Laufe des Nachmittags dürfen Sie einen Teelöffel Honig, Ahornsirup oder Agavendicksaft zu sich nehmen. Der Körper verlangt in dieser Zeit oft nach etwas Süßem und damit können Sie etwas Abhilfe schaffen. Lassen Sie das Süße langsam in Ihrem Mund zergehen. Gönnen Sie sich danach noch eine Tasse Kräutertee.
Abends: Sie dürfen jetzt noch eine Tasse Gemüsebrühe (selbst gekocht und nur die Brühe ohne Gemüse oder als Bio-Fertigprodukt) langsam kauend zu sich nehmen. Alternativ können Sie auch einen Gemüsesaft langsam kauend trinken.
Trinken: Sie sollten den ganzen Tag über verteilt Minimum Ihre Mindesttrinkmenge zu sich nehmen, d.h. 30ml Flüssigkeit pro kg Körpergewicht in Form von Wasser und Kräutertee. Besser ist es in dieser Phase die tägliche Trinkmenge noch zu erhöhen, da der Körper sich jetzt in einer erhöhten Ausscheidungsphase befindet. Der Anteil an Kräutertee sollte höchstens 1/3 im Verhältnis zur Trinkmenge des Wassers betragen, da das Wasser die gelösten

Schlacken besser ausleiten kann als der Tee. Das Wasser sollte auf jeden Fall ohne Kohlensäure und mineralstoffarm sein, damit es seine Ausleitungsfunktion erfüllen kann. Optimal hierfür sind Quellwasser, stilles Mineralwasser oder auch Leitungswasser. Kochen Sie das Wasser am besten immer kurz ab, dann lässt es sich leichter trinken (ist dann weicher im Geschmack). Eine optimale Zeitdauer das moderate Fasten durchzuführen, sind zwischen 7 und 14 Tagen. Danach fangen Sie langsam an, Ihre konkreten und neuen Ernährungsgewohnheiten umzusetzen. Wenn Sie sich danach basenüberschüssig ernähren wollen, dann ist es empfehlenswert, die Ernährung noch ca. 14 Tage rein basisch zu gestalten, d.h. Sie ernähren sich nur von Obst, Gemüse, Kartoffeln, Salat, Trockenfrüchten und Nüssen (keine Erd- oder Haselnüsse).

1.Tag Frühstück: In der basischen Ernährung ist Obst, auf nüchternen Magen, der optimale Start in den Tag. Fangen Sie nach dem moderaten Fasten langsam damit an, indem Sie zum Frühstück einen Apfel, eine Birne oder eine Banane zu sich nehmen. Sollten Sie rohes Obst schlecht vertragen, dann können Sie dieses auch weich dünsten (als Kompott). Bleiben Sie anfangs bei einer Obstsorte, später können Sie auch zwei oder mehr Sorten zu sich nehmen. Achten Sie darauf, wie Sie es am besten vertragen! Brötchen werden nun nicht mehr zum Frühstück gegessen, da Getreide Säure bildend ist und das darin enthaltende Gluten den Darm verschlacken lässt. Als Alternative können Sie Breie aus glutenfreiem Getreide wie Hirse, Amarant oder Buchweizen zu sich nehmen. Verzichten Sie nun bis zum Mittagessen auf weitere Nahrung, trinken Sie stattdessen ausreichend!

Mittags: Das Mittagessen nehmen Sie optimalerweise erst nach einer Pause von 5 Stunden zu sich. Dieses sollte dann in den ersten Tagen aus gekochtem Gemüse (nur eine Sorte) und Kartoffeln bestehen. Nach 3 Tagen können Sie auch das erste Mal wieder Rohkost zu sich nehmen in Form von einem kleinen Salat (zum Anfang nicht zu viele Sorten mischen). Diesen bitte gut kauen!

Zwischenmahlzeit: Nachmittags nehmen Sie wieder einen Teelöffel Honig, Ahornsirup oder Agavendicksaft zu sich, ab dem dritten Tag dürfen Sie dann auch eine Handvoll Trockenfrüchte mit oder ohne Nüsse essen.

Abends: Trinken Sie Gemüsebrühe, Gemüsesaft (in den ersten 2 Tagen), ansonsten essen Sie eine Gemüsesuppe oder Kartoffeln mit Gemüse.

Nach weiteren 14 Tagen fangen Sie jetzt langsam wieder an, die schwerer verdaulichen Säure bildenden Lebensmittel wie tierisches

Eiweiß, Getreide und Hülsenfrüchte einzubauen, denn diese sollen in der basischen Ernährung nach Ihren Geschmack unter Berücksichtigung gewisser Mengen auch Ihren Platz haben. Beginnen Sie dann, an einem Tag entweder Getreide (Brot, Nudeln oder Reis) oder tierisches Eiweiß (Fleisch, Fisch, Eier, Käse) zu essen. Essen Sie zuerst nur kleine Portionen davon und am nächsten Tag ebenso. So können Sie gleich testen, wie Ihr Körper jetzt auf diese Nahrungsmittel reagiert. Wenn Sie angefangen haben, zuerst Eiweiß zu essen, dann probieren Sie an den nächsten beiden Tagen aus, wie Sie auf Getreide reagieren. Je nach Verträglichkeit bauen Sie die dementsprechenden Lebensmittel nun in Ihren täglichen Speiseplan ein. Die optimale Zeit, solche schwerer verdaulichen Lebensmittel zu essen, ist mittags zwischen 12-16 Uhr. Essen Sie nach Möglichkeit nicht Getreide und tierisches Eiweiß in einer Mahlzeit. Mit ausreichend Basenspendern wie Kartoffeln, Gemüse und Salat kombiniert bleibt Ihr Körper, wenn er erst einmal richtig entschlackt wurde, auch langfristig im Säure-Basen-Gleichgewicht. Das moderate Fasten können Sie 1-2 Mal im Jahr machen. Ideale Zeiten hierfür sind nach den Feiertagen und nach dem Urlaub, wenn dann eine Weile lang wieder überwiegend Säure bildende Nahrungsmittel und diese auch in üppigeren Mengen zu sich genommen worden. Für den normalen Alltag gilt: Stehen Feierlichkeiten an, dann schlemmen Sie nach Herzenslust! Lassen Sie dafür die nächste Mahlzeit ausfallen und verfolgen dann wieder Ihr basenüberschüssiges Ernährungskonzept. Essen Sie am Tag nach einer Feierlichkeit rein basisch, dann hat Ihr Körper Ihnen dieses auch schnell wieder verziehen. Wenn Sie sich im normalen Alltag ab und zu mal ein Stück Kuchen, Pizza oder was Sie sonst noch gerne essen gönnen, dann stellen Sie die nächste Mahlzeit nur aus Basen bildenden Nahrungsmitteln zusammen. Sie können auch einmal in der Woche einen basischen Entlastungstag einlegen und ihrer Gesundheit damit langfristig einen sehr großen Dienst erweisen. Legen Sie diesen Tag am besten immer auf denselben Wochentag, dann stellt Ihr Körper sich schon nach einiger Zeit automatisch auf das Entschlacken ein. Essen Sie an diesem Tag nur 3 Mahlzeiten und diese sollten dann nur aus Obst, Gemüse, Kartoffeln und Salat bestehen.

Basische, neutrale und saure Lebensmittel

In großen Ganzen kann man sagen, das Obst, Gemüse, Kartoffeln, Salat, einige Nusssorten und Trockenfrüchte basenüberschüssige Lebensmittel sind. Allerdings gibt es innerhalb der einzelnen Sorten Unterschiede, was den Basengehalt anbetrifft. Bei Gemüse sind z.B. alle Sorten an Wurzelgemüse, also was direkt unter der Erde wächst, wie Möhren, Sellerie, Schwarzwurzeln besonders basenreich. Kohlsorten wie Grün- oder Rosenkohl sind wiederum Säure bildend aufgrund ihres Gehaltes an Oxalsäure. Bei den Obstsorten sind diejenigen basenüberschüssig, die besonders reich an fruchteigenem Zucker sind, z.B. Südfrüchte wie Ananas, Bananen, Mango, Papaya ect., während Beeren- und Zitrusfrüchte je nach Sorte nur leicht basenüberschüssig oder gar Säure bildend sind. Bei den Getreideprodukten sind die aus Vollkornmehl Säure bildender als die aus Weiß- bzw. Auszugsmehl, da Vollkornprodukte einen höheren Eiweißgehalt haben. Bei Eiweiß ist das tierische Eiweiß Säure bildender als das pflanzliche; für den Körper besser verwertbar ist allerdings das Eiweiß aus tierischem Ursprung. Zu den neutralen Lebensmitteln zählen einige Obst- und Gemüsesorten, einzelne Milchprodukte sowie naturbelassene Fette und Öle. Berücksichtigen Sie bei Ihrer Ernährung neben der Basenüberschüssigkeit auch immer die Naturbelassenheit der einzelnen Lebensmittel. Essen Sie z.B. gerne Fleisch, so achten Sie darauf, wo das Fleisch herkommt. Bei Bioprodukten gehen Sie hier auf Nummer sicher, ebenso haben Obst und Gemüse aus Bioanbau höhere Mineralstoffgehalte und weniger Pestizidbelastung. Beachten Sie bei der Zusammenstellung Ihres täglichen Ernährungsplans nach wie vor die Regel: 75% basenüberschüssige und 25% Säure bildende Nahrungsmittel.
Hier einige Beispiele für basenüberschüssige, neutrale und saure Lebensmittel:

Basenüberschüssig

Obst
Ananas, Aprikose, Avocado, Äpfel (süße Sorten), Bananen, Birnen, Brombeeren, Datteln (frisch, getrocknet noch basenüberschüssiger), Feigen (frisch, getrocknet noch basenüberschüssiger), Kiwi, Mandarinen, Johannisbeeren (schwarz), Heidelbeeren, Pflaumen, Weintrauben, Melonen; Mango, Papaya

Gemüse
Auberginen, Zucchini, Brokkoli, Chicorée, Feldsalat, Fenchel, Eisbergsalat, Gurke, grüne Bohnen, Karotten, Kartoffeln, Kohlrabi, Kopfsalat, Meerrettich, Oliven, Porree, Paprika (außer grünem) Radieschen, Rettich, Rote Beete, Sellerie, Spinat, Topinambur, Wirsing, Steckrüben, Süßkartoffeln, Spitzkohl

Nüsse und Ölsaaten
Cashewnüsse, Mandeln, Sonnenblumen-, Kürbis-, Pinienkerne

Getränke
Fruchtsäfte (reiner Fruchtsaft), Gemüsesäfte, Kräutertee

Neutrale Lebensmittel

Obst
Äpfel (säuerliche Sorten), Erdbeeren, Himbeeren, Grapefruits, Johannisbeeren (rot), Pfirsich, Sauerkirsche, Stachelbeere, Zitrone

Gemüse
Blumenkohl, Kürbis, Rotkohl, Weißkohl, Speisepilze, Knoblauch, Zwiebeln, Tomaten (roh), Mais

Milch- und Milchprodukte
Milde Käsesorten wie Gouda, Butterkäse, Edamer
Kefir, Molke, Buttermilch, Sahne, Butter, saure Sahne

Süßungsmittel
Honig, Agavendicksaft, Stevia, Rübensirup, Obstdicksäfte (z.B. Apfel, Birne)

Getränke
Mineralwasser ohne Kohlensäure, Leitungswasser, Getreidekaffee, Rotwein (trocken), Bier (hell), Sojadrink (natur)

Fette & Öle
Naturbelassene, kalt gepresste Öle wie Olivenöl, Sonnenblumenöl, Kokosöl, Eigelb, Mayonnaise

Saure Lebensmittel

Gemüse
Artischocken, Grünkohl, Rosenkohl, Linsen, Erbsen, Sojabohnen (Tofu), Spargel, Rhabarber

Obst
unreifes Obst

Milchprodukte
Milch (Kuh, Schaf, Ziege) Kondensmilch, Hartkäse (länger gereifter Käse wie Emmentaler, alter Gouda, Parmesan), Quark, Frischkäse, Mozzarella, Schmelzkäse, Camembert, Harzerkäse

Fette
Raffinierte, gehärtete Fette & Öle (Stangenfett, Margarine, gemischte Salatöle)

Getreide und Getreideprodukte
Weizen, Roggen, Gerste, Hafer, Dinkel, Grünkern und deren Produkte daraus aus Vollkorn- sowie auch aus Auszugsmehl wie Brot, Brötchen, Zwieback, Kuchen, Kekse, Nudeln, Cornflakes, Haferflocken, Eierteigwaren, Reis (alle Sorten), Buchweizen, Hirse, Amarant, Quinoa, Sojamehl, Maismehl (Polenta)

Nüsse
Erd-, Para-, Hasel- und Walnüsse

Süßungsmittel
Zucker (weiß), Rohrzucker, Süßstoffe

Fleisch, Fisch, Eier
Fisch (See- und Süßwasserfische)
Muscheln und Meeresfrüchte
Schweinefleisch
Rind- und Kalbsfleisch
Geflügel
Wurstwaren (Salami, Schinken, Fleischwurst ect.)
Innereien (Leber, Nieren ect.)
Eiweiß (Eiklar)
Fleischbrühe
Soßen aus Fleischfonds

Würz- und Säuerungsmittel
Branntweinessig, Senf, Ketchup

Getränke
Bohnenkaffee (auch Instant und koffeinfreier), Tee (schwarz, grün), Früchtetees, Milch, Kakao, kohlensäurehaltige Getränke wie Mineralwasser, Cola und Limonade, Energiedrinks, isotonische Sportgetränke, alkoholhaltige Getränke wie Bier (dunkel), Sekt, Liköre, Weißwein

Übersäuerung durch schwer verdauliche Lebensmittelkombinationen

Neben der Unterscheidung der einzelnen Lebensmittel in Säure- und Basenbildner ist es ebenso entscheidend, diese nach Trennung der einzelnen Nährstoffgruppen innerhalb einer Mahlzeit richtig miteinander zu kombinieren, damit die Verdauung nicht erschwert wird, denn bei schwer verdaulichen Lebensmittelkombinationen besteht immer die Gefahr, dass die Nahrung nicht vollständig vom Darm verdaut wird und die unverdauten Nahrungsmittelreste somit anfangen zu gären, welches dazu führt, dass dadurch wieder neue Säuren für den Körper entstehen, die zu einer weiteren Übersäuerung führen. Dr. Hay, der Begründer der Trennkost, entdeckte schon in den zwanziger Jahren, dass der gleichzeitige Verzehr von Eiweiß und Kohlenhydraten zusammen in einer Mahlzeit die Verdauung stört und somit Säuren im Körper hinterlässt.
Hier einige Beispiele, welche Nahrungsmittel zu welcher Nährstoffgruppe gehören:

Eiweiß: Fisch, Fleisch, Geflügel, Eiklar (der eiweißhaltige Teil vom Ei), Käse unter 55% in Tr.

Fett: Eigelb, Butter, Sahne, Avocado, Olive, Käse über 55% in Tr.

Kohlenhydrate/Stärke: Kartoffeln, Reis, Getreideprodukte wie Nudeln, Brot & Backwaren

Süße Kohlenhydrate/Zucker: Honig, Bananen, Obst, natürliche Süßungsmittel

Säure: Zitrone, Tomate, Sauerkraut, Joghurt

Schlechte Kombinationen sind:

Kohlenhydrate mit eiweißhaltigen Nahrungsmitteln:
Brot mit Wurst (Ausnahme roher Schinken) oder Käse unter 55% in Tr.
Fleisch mit Nudeln oder Reis und Soße, die mit Weizenstärke angedickt wurde
Ausnahme: Kartoffel, da basisch, darf mit Eiweiß kombiniert werden
Zucker mit stärkehaltigen Nahrungsmitteln:
Brot oder Brötchen mit Marmelade oder Nussnugatcreme, Kuchen, süßes Gebäck

Gute Kombinationen sind:

Zucker mit Säure:
Süßes mit saurem Obst

Fett mit Säure:
Käse mit Tomate
Fetter Fisch mit Zitronensaft
Salatsoßen mit Essig & Öl

Fett mit Stärke:
Brot mit Butter oder Avocado
Nudeln mit Butter oder Ölsoße
Kartoffeln mit Öl oder Butter
Pommes

Wenn Sie das gesunde Säure-Basen-Gleichgewicht in Ihrer Ernährung zusammen mit den richtigen Lebensmittelkombinationen beachten, dann fängt Ihr Körper von selbst an, sich von innen zu reinigen und auch die Darmflora stellt ihre gesunde bakterielle Balance wieder her. Essen Sie idealerweise auch immer die Nahrungsmittel in der Reihenfolge ihrer Verdaulichkeit, d.h. das leichtVerdauliche zuerst. Wenn Sie Obst und Salat auf Ihrem Menüplan haben, so essen Sie dieses bitte immer zuerst auf nüchternen Magen. Schwerer verdauliche Nahrungsmittel aus Eiweiß und Kohlenhydrate sollten erst danach folgen, da diese am längsten brauchen, um verdaut zu werden. Sollten Sie z.B. das Obst oder den Salat erst zum Dessert essen, so werden diese eigentlich leicht verdaulichen Nahrungsmittel in der Vermischung mit den vorher verzehrten schwerer verdaulichen, ebenso schwer verdaulich.

Die ideale Reihenfolge ist also:
Obst oder Obstsäfte
Salat
Gemüse
Kartoffel, Nudeln, oder Reis
Fleisch, Fisch, Eier oder pflanzliches Eiweiß

Basische Ernährung in besonderen Lebenssituationen

Basische Ernährung bei chronische Erkrankungen

Bei chronischen Erkrankungen kann eine basenüberschüssige Ernährung für den übersäuerten Organismus eine große Entlastung bedeuten, denn eine Erkrankung wird erst dann chronisch, wenn der Körper über längere Zeit hinweg immer stärker übersäuert. Durch basenüberschüssige Ernährung kann der Körper beginnen, die eingelagerten Säuren zu Salzen zu neutralisieren und sie nach und nach über Niere, Lunge, Haut und Darm wieder ausscheiden. So kann dann die Selbstheilung beginnen und der Körper wieder anfangen, sich selbst zu regulieren. Je mehr sich wieder eine ausgeglichene Säure-Basen-Balance im Körper einstellt, desto weniger werden die Schmerzen oder anderen Befindlichkeitsstörungen werden. Das Bindegewebe wird wieder besser mit Sauerstoff versorgt und verändert seine Konsistenz, indem der extrazelluläre Raum wieder von Flüssigkeit umgeben ist, wenn sich die Verschlackungen gelöst haben. Schmerzen, die durch die Reizung der Nervenenden im übersäuerten Bindegewebe entstanden sind, gehen somit zurück. Das Blut kann die Nährstoffe wieder schneller innerhalb des Körpers transportieren, wenn es eine hohe Viskosität, d.h. eine gute Fließgeschwindigkeit hat. Ist das Blut gut im Fluss, dann besteht auch keine Gefahr mehr für Herzinfarkt oder Schlaganfall. Basische Nahrung wird im Magen schneller verdaut, wodurch weniger Salzsäure und Bicarbonat ausgeschüttet werden müssen und auch die anderen Puffersysteme des Blutes wie das Hämoglobinat, Phospat oder Proteinat werden geschont. Die Darmschleimhaut bleibt durch den basischen Nahrungsbrei intakt, wobei saure Nahrung die Darmschleimhaut angreift und so dafür durchlässig macht, dass Allergene aus der Nahrung direkt in den Blutkreislauf gelangen können und es damit zu allergischen Reaktionen kommt. Der Körper muss nun keine Mineralien aus den Blutgefäßen mehr abbauen, um den ph-Wert des Blutes aufrecht erhalten zu können, wodurch der Körper sonst die entstandenen Schwachstellen dann mit Cholesterin "flicken" muss, welches zu einer Erhöhung des Cholesterinspiegels führt. Bleibt der ph-Wert des Blutes im optimalen Bereich, so werden auch Knochen und Zähne vor Mineralienabbau verschont und Osteoporose und Karies haben schlechte Chancen zu entstehen. Dieses sind nur einige wenige Beispiele für Erkrankungen, die durch Übersäuerung ausgelöst oder negativ beeinflusst werden. Es lässt sich zu fast allen Erkrankungen und Befindlichkeitsstörungen ein Zusammenhang mit einer Übersäuerung herstellen, wie z.B. auch zu Krebs, wo die Körperzellen dann bereits so übersäuert sind, dass sie sich schon in einem Zustand der Gärung befinden.

Basische Ernährung bei Über- und Untergewicht

Bei Übergewicht hat der Körper die Säurereste aus der Ernährung in den Fettpolstern eingelagert, welches so gesehen eigentlich Säurespeicher sind. Bei basenüberschüssiger Ernährung kann der Körper anfangen, diese Säurespeicher mithilfe der basischen Mineralien aus der Ernährung und der zeitweiligen Einnahme eines Basenpulvers zu Salzen zu neutralisieren, um diese dann gefahrenlos wieder ausscheiden zu können. Bei der Auflösung dieser Fettpolster entstehen dann Ketonsäuren, die den Körper in eine erneute Übersäuerungssituation bringen, und deshalb ist es beim Abnehmen besonders wichtig, auf eine hohe Mineralstoffversorgung in der Ernährung zu achten, damit genügend basische Mineralstoffe zur Neutralisierung dieser Säuren vorhanden sind. Eine eiweißreiche Ernährung während einer Diät bringt zwar schnelle Erfolge auf der Waage, aber mit zu wenig Basenspendern als Ausgleich erneut eine hohe Säurebelastung für den Körper. Durch diese hohe Säurebelastung aus der Auflösung der Fettpolster, durch einen falschen Ehrgeiz übertriebenes Sportprogramm, wo durch die Überanstrengung der Muskulatur auch noch zusätzlich Milchsäure freigesetzt wird, und ein kalorienbilanziertes Diätkonzept, welches zu wenig Basen enthält, kann der Körper dann schnell eher außer Form als in Form gelangen, denn dann wird verstärkt Körpersubstanz als Fettgewebe abgebaut, welches bedeutet, dass man im Gesicht immer schmaler wird, während sich an den sogenannten Problemzonen aber relativ wenig tut. Es entsteht mehr Cellulitis als vor der Diät, weil die freigesetzten Fettsäuren, die aufgrund von Basenmangel nicht abgebaut werden können, in die Problemzonen wandern und dann dort warten, bis genügend Mineralien aufgenommen werden, damit sie nun endlich neutralisiert und ausgeschieden werden können. Erst dann verschwinden auch die Cellulitis und anderen Problemzonen, an denen sonst nur schwer etwas passiert. Die bei vielen Diätkonzepten verpönten Nahrungsmittel wie Kartoffeln und reifes süßes Obst, insbesondere auch Bananen, liefern dem Körper viele gute Mineralien und sind somit basenüberschüssig. Sie enthalten die guten, komplexen Kohlenhydrate, die somit auch nicht dick machen, weil der Körper sich aus ihnen die Mineralien holt, die er braucht, um die ungeliebten Fettpolster auflösen zu können. Kartoffeln können Sie während einer angestrebten Gewichtsabnahme auch abends essen, wichtig ist hier, was Sie sonst noch dazu essen. Ein kleines Stück Fleisch oder Fisch ist erlaubt, allerdings sollten Sie hierzu dann keinen Salat oder andere Rohkost mehr essen, weil dies die Leber belastet, da abends, bzw. nach 16 Uhr Rohkost (Salat, rohes Gemüse, Obst) nur schwer verdaut wird und so zu lange im Verdauungstrakt liegen bleibt, vor sich hingärt und durch die entstehenden Fuselalkohole die Leber belastet, die ja schon sehr beansprucht wird, um die freigesetzten Fettsäuren aus den Fettdepots abzubauen zu können. Beschränken Sie sich in der Abnehmphase auf die drei Hauptmahlzeiten und lassen Sie Zwischenmahlzeiten nach Möglichkeit weg, damit die Verdauung zwischendurch auch mal in Ruhe arbeiten kann und die Fettverbrennung in Gang kommt. Während der Hauptmahlzeiten stellen Sie sich Ihre Nahrung so zusammen, dass Sie lange satt bleiben, d.h. ein Schuss Sahne, ein wenig Butter am Gemüse oder auch Käse zum Überbacken sind hier absolut erlaubt und halten den Blutzuckerspiegel niedrig, wodurch Sie länger satt bleiben. Abends gehen Sie mit der Fettzugabe bitte etwas sparsamer um, als zum Mittagessen, da abends der Körper weniger Möglichkeiten hat, das Fett noch abzubauen. Menschen, die zu schneller Gewichtszunahme neigen, sind vom Konstitutionstyp her Pykniker, d.h. ihnen wurde ein verlangsamter Stoffwechsel schon in die Wiege gelegt. Sie sind bei falscher Lebensweise für sämtliche Stoffwechselerkrankungen des metabolischen Syndroms prädestiniert, d.h. das ein zu hoher Cholesterinspiegel, die Neigung zu Diabetes TypII und Herzerkrankungen bei ihnen besonders häufig vorkommen.Wer von Natur aus schon eher einen muskulöseren Körperbau hat, gehört dem Konstitutionstyp Athletiker an. Er ist der typische Bewegungstyp und hat keinerlei Probleme mit Übergewicht, da er durch die ausgeprägtere Muskulatur schon einen höheren Grundumsatz hat. Der dritte Konstitutionstyp ist der Astheniker, der sogenannter Empfindungstyp oder auch Leptosom, der von Körperbau schlank und meist hochgewachsen ist und durch seine langen Gliedmaßen auffällt (Modelltyp). Er neigt ebenfalls nicht zum Dickwerden, bis auf die vielleicht durch die altersbedingten

Problemzonen.
Auch bei Untergewicht kann der Körper übersäuert sein. Hier reagiert der Stoffwechsel nicht, wie beim Übergewicht, mit der Einlagerung der Säuren in Fettdepots, sondern die Säuren reagieren mit der Körpersubstanz, in der die basischen Mineralien gespeichert sind, und leeren so diese Basenspeicher, was den Menschen ausgezerrt und mager erscheinen lässt. Übersäuerte schlanke Menschen haben eingefallenen Körperpartien, z.B. an Po, Nacken und an den Wangen. Wenn sie ihre Nahrung basenüberschüssig mit vielen guten Fetten und Ölen, wie z.B. Sahne, Mandeln, Nüssen, Butter, kalt gepressten Pflanzenölen und basischen Kohlenhydraten wie Bananen und Kartoffeln gestalten, dann können sich auch die eingefallenen Körperpartien wieder aufbauen und sie sehen insge-samt gesünder und frischer aus. Sie nehmen somit dann an den richtigen Stellen zu und nicht nur ausschließlich am Bauch, wie dies bei einer kalorienerhöhten säurelastigen Ernährung der Fall ist.

Basische Ernährung bei Kinderwunsch und in der Schwangerschaft

Wenn Sie den Wunsch haben schwanger zu werden, dann ist es eine gute Sache, bereits einige Zeit vor der Schwangerschaft Ihre Ernährung basenüberschüssig zu gestalten. Gerade wenn Sie schon seit einiger Zeit versuchen, schwanger zu werden und es aus irgendwelchen unerklärlichen Gründen nicht so schnell passiert, wie Sie es sich wünschen, dann können durch eine Ernährungsumstellung hier manchmal “wahre Wunder” passieren. Grund dafür ist, dass wenn sich der Körper in einem ausgeglichenen Säure-Basen-Verhältnis befindet, die hormonellen Prozesse im Körper besser ablaufen und es so günstigere Voraussetzungen für eine Empfängnis gibt. Am besten ist es, wenn der zukünftige Vater die Ernährungsumstellung gleich mitmacht, denn wenn auch sein Körper sich in einer gesunden Säure-Basen-Balance befindet, so hat dieses positive Auswirkungen auf die Spermienqualität. Frauen, die sich basenüberschüssig ernähren und auf hormonelle Beeinflussungen ihres Körpers, wie z.B. durch die Pille verzichten, haben auch im fortgeschrittenen Alter noch gute Chancen schwanger werden zu können und eine unkomplizierte Schwangerschaft zu erleben, da der Körper durch einen ausgeglichen Säure-Basen-Haushalt biologisch jünger ist und so die hormonellen Regelprozesse noch besser ablaufen. Wenn Sie bereits schwanger sind und jetzt Ihre Ernährung umstellen möchten, sich aber vorher eher von Säure bildenden Lebensmitteln ernährt haben, so tun Sie dies bitte Schritt für Schritt, denn sonst kann es zu größeren Entgiftungsreaktionen kommen, die eine Schwangerschaftsübelkeit verstärken, bzw. erst auslösen können. Hat sich Ihr Körper schon vor der Schwangerschaft an eine basenüberschüssige Ernährung gewöhnt, dann werden Sie während dieser Zeit weniger oder auch gar keine von den sogenannten Schwangerschaftsbeschwerden wie Übelkeit, Ödembildung oder Schwangerschaftsdiabetes bekommen, da der Körper mit der für ihn neuen hormonellen Situation besser umgehen kann, als ein schon vorher übersäuerter Organismus. Im Normalfall ist der Körper dann auch ausreichend mit Vitaminen und Mineralstoffen versorgt. Ob Sie noch zusätzliche Nahrungsergänzungen in dieser Zeit brauchen, besprechen Sie bitte mit Ihrem behandelnden Arzt.

Basische Ernährung bei Sportlern

Menschen, die regelmäßig Sport treiben, haben einen erhöhten Mineralstoffbedarf. Durch die erhöhte Muskelaktivität wird Milchsäure (Lactat) freigesetzt und durch das Schwitzen verliert der Körper noch zusätzliche Mineralien. In diesem Fall ist es sinnvoll, dem Körper vor oder nach dem Sport nochmals mit basischen Mineralien (Basenpulver oder Tabletten auf Citratbais) zu versorgen, um so die anfallende Säurebelastung gut ausgleichen zu können. Gerade Sportler sollten auf eine basenüberschüssige Ernährung aufgrund dieses erhöhten Mineralstoffbedarfs achten. Viele Sport treibende Menschen achten eher darauf, verstärkt Eiweiß zu sich zu nehmen, um noch zusätzliche Muskulatur aufbauen zu können, welches für den Körper wiederum eine zusätzliche Säurebelastung gedeutet. Eiweißpräparate für Sportler enthalten oft auch noch viele synthetische Zusatzstoffe, wie Süß-, Farb- und Aromastoffe, sowie zugesetzte synthetische Vitamine, von denen fragwürdig ist, was der Körper davon wirklich verwerten kann. Alles was der Körper nicht verwertet, muss er wieder über die Nieren ausgeschieden, welches diese erneut belastet. Eine Alternative zu diesen synthetisch angereicherten Eiweißpräparaten sind z.B. Produkte auf Basis von Hanf- oder Reisprotein, welches für den Körper gute pflanzliche Eiweißquellen sind. Produkte auf Basis von Süßlupine (einer Art von Hülsenfrucht) sind ebenfalls empfehlenswert, denn das Eiweiß aus der Süßlupine ist das einzige, welches im Körper basisch verstoffwechselt wird. Am optimalsten verwertet der Körper aber nach wie vor tierisches Eiweiß aus Eiern, Fisch, Fleisch und Milchprodukten, weil das tierische Eiweiß vom Aufbau her dem körpereigenen menschlichen Eiweiß am ähnlichsten ist (z.B. hat ein Hühnerei eine biologische Wertigkeit von 100, bei Hülsenfrüchten ist es etwa 30).

Der Körper braucht dem entsprechend auch von der Menge her weniger, um seinen Eiweißbedarf (0,5g pro kg Körpergewicht) decken zu können. Auf isotonische Getränke während des Sports sollte verzichtet werden, da diese oft aus vielen künstlichen Inhaltsstoffen bestehen. Am besten geeignet sind immer noch Wasser (kann z.B. mit Basenpulver angereichert werden) oder Apfelschorle. Um den Leistungspegel während sportlicher Aktivitäten auf einem guten Niveau zu halten, sind Trockenfrüchte (ungesüßt und ungeschwefelt) eine gute Energiequelle. Sie sind mineralstoffreich und haben einen hohen Anteil an komplexen Kohlenhydraten, die den Blutzuckerspiegel über einen längeren Zeitraum hinweg konstant halten und so dem plötzlichen Leistungsabfall vorbeugen. Ein schnelles An- und Abfallen des Blutzuckerspiegels, wie z.B. bei der Zufuhr von Traubenzucker wird hier vermieden. Essen Sie also besser eine Handvoll Trockenfrüchte kurz vor Ihrer Trainingseinheit, als sich zwischendurch Traubenzucker in den Mund zu stecken. Nach dem Training essen Sie ebenfalls erneut eine kleine Menge davon, um die verbrauchte Energie wieder auszugleichen. Eine Banane ist ebenfalls eine gute Möglichkeit, sich zwischendurch Energie zuzuführen. Leichte und regelmäßige Bewegung und Gymnastik sind für den Körper am besten, um im Säure-Basen-Gleichgewicht zu bleiben, gerade wenn diese Aktivitäten auch noch an frischer Luft stattfinden. Ein regelmäßiger Spaziergang durch die Natur, mit bewusster tiefer Atmung, tun Körper, Geist und Seele gut und Sie leisten damit einen großen Beitrag für Ihre Gesundheit.

Basische Ernährung im fortgeschrittenen Alter

Im fortgeschrittenen Alter sinkt der Energieverbrauch, der Nährstoffbedarf bleibt dabei jedoch unverändert. Deshalb ist es dann wichtig zu beachten, dass die Nahrung eine hohe Nährstoffdichte aufweist. Bei Nahrungsmitteln, die basisch verstoffwechselt werden, erhält der Körper ausreichend Nährstoffe, um entstehende Säuren wieder abpuffern zu können. Neben den basisch zu verstoffwechselnden Nahrungsmitteln braucht der Körper aber auch Säure bildende, weil diese wiederum andere Nährstoffe wie z:B. Eiweiß enthalten und der Körper auch zum Teil aus Säuren besteht. Das optimale Gleichgewicht in fortgeschrittenem Alter liegt auch hier bei ca. 25% Säure bildender und 75% Basen bildender Nahrung. So hat der Körper stets genug Basen zur Verfügung, um die Säuren wieder ausgleichen zu können. Zu den Säure bildenden Lebensmitteln gehören alle tierischen Produkte wie z.B. Eier, Fisch, Fleisch und Milchprodukte, bis auf Butter und Sahne, die im Körper weder Säuren noch Basen hinterlassen, d.h. sie verhalten sich neutral im Stoffwechsel. Das liegt daran, dass sie nur sehr wenig tierisches Eiweiß enthalten, und somit zu der neutralen Gruppe der naturbelassen Fette und Öle gehören. Ab dem 30. Lebensjahr bereits verringert sich die Ausscheidungskapazität der Nieren jährlich um ca. 1%. Somit ist darauf zu achten, dass die Nieren nicht durch eine zu eiweißreiche Ernährung überlastet werden, da Eiweiß, an Ammoniak gebunden, wieder über die Nieren ausgeschieden werden muss. Tierische Nahrungsmittel braucht der Körper vor allem, um Vitamin B12 aufnehmen zu können, da er dieses Vitamin nur aus tierischem Ursprung verwerten kann. Bei dem Vitamin B12 pflanzlicher Herkunft wie aus Sauerkraut, Algen oder aus Hefe hat sich herausgestellt, dass dieses nicht aufgenommen werden kann und es somit für den Körper nicht verwertbar ist. Vitamin B12 ist sehr hitzelabil, d.h. es wird bei Erhitzung bis zu 80% davon zerstört. Deshalb enthält z.B. luftgetrockneter Schinken mehr Vitamin B12 als erhitztes Fleisch. Milchprodukte sollten idealerweise aus Rohmilch sein, denn durch den Pasteurisierungsvorgang der Milch wird ebenfalls ein Großteil des Vitamin B12 zerstört. Ein rohes Eigelb enthält dementsprechend ebenso mehr Vitamin B12 als ein gekochtes. Um dieses Vitamin gut aufnehmen zu können, muss der Dünndarm schlackenfrei sein, da sonst keine Nährstoffaufnahme stattfinden kann. Gerade im fortgeschrittenen Alter, wenn der Körper aufgrund der nachlassenden Leistung der Ausscheidungsorgane dazu neigt, die Säuren eher verlangsamt auszuscheiden, ist das Säure-Basen-Gleichgewicht ein wichtiger Faktor, um gesund zu bleiben. Zu den besonders Schlacken bildenden Nahrungsmitteln gehören, neben zu viel tierischem Eiweiß, auch Getreideprodukte, sowohl die aus Vollkorn- als auch die aus Auszugsmehl, aufgrund ihres Glutengehaltes, dem sogenannten Klebereiweiß des Getreides, das in allen gängigen Getreidesorten wie Weizen, Roggen, Hafer, Gerste und Dinkel enthalten ist. Dieses Gluten verklebt die Darmzotten, die sogenannten Mikrovillis, die für die Nährstoffaufnahme im Darm zuständig sind. Wer sich über längere Zeit hinweg sehr getreidelastig ernährt hat, braucht oft eine Darmreinigung, z.B. mit Flohsamenschalen, um den Darm einmal von alten Ablagerungen zu befreien, damit die Nährstoffaufnahme im Dünndarm wieder besser funktioniert. Der Anteil der Getreideprodukte sollte danach so eingebaut werden, dass höchstens einmal am Tag Nudeln oder Brot zu sich genommen werden. Optimale Zeit hierfür ist die Zeit zwischen 11 und 16 Uhr, da der Stoffwechsel zu dieser Zeit auf Hochtouren läuft und alles besser verdaut wird. Getreidefreie Tage bringen dem Körper immer auch eine zusätzliche Entlastung. Das ist im fortgeschritten Alter auch besonders wichtig, da die Verdauungssäfte, aufgrund von Überlastung, nicht mehr in der Menge produziert werden, wie in jüngeren Jahren. Deshalb kommt es aufgrund von Magensäuremangel durch die eingeschränkte Produktion oft auch zu saurem Aufstoßen, da die Nahrung länger braucht, um verdaut zu werden und somit im Magen anfängt zu gären und Säure bildet. Gerade wenn die Produktion der Verdauungssäfte nachlässt, dann schafft eine basenüberschüssige Ernährung eine Entlastung für die Verdauungsdrüsen, da sie zur Verdauung weniger dafür ausschütten müssen. Im fortgeschrittenen Alter kann es vorkommen, dass der sogenannte Intrinsic Faktor, der von den Belegzellen des Magens gebildet wird, nicht mehr produziert wird, welches auch oft mit einer Magenschleimhautentzündung einhergeht, und somit kann der Körper auch kein Vitamin B12 mehr aufnehmen. Es kommt so zu einer perniziösen Anämie, die letztendlich auch zu Tod führt. Ebenso verursacht Vitamin B12 Mangel auch viele typische Alterserkrankungen wie Parkinson, Alzheimer und Demenz, da es u.a. auch für die Steuerung des Nervensystems verantwortlich ist. Deshalb sollte im fortgeschritten Alter der Hauptanteil der Nahrungsmittel aus Obst, Gemüse, Kartoffeln, Salat und naturbelassenen Fetten bestehen, sowohl aus pflanzlichen ungesättigten Fettsäuren als auch zu einem gewissen Anteil an tierischen gesättigten Fettsäuren, da diese den Darm geschmeidig halten und somit die Nährstoffaufnahme verbessern. Also verwenden Sie besser Butter als Margarine und zum Braten das gesättigte, aber cholesterinfreie Kokosöl, da es eine gute Hitzebeständigkeit aufweist.

Sollten Sie im fortgeschrittenen Alter eher zu Untergewicht neigen, ist es sinnvoll, sich vormittags und nachmittags eine Zwischenmahlzeit einzubauen. Vormittags ist es optimal, nochmals eine Portion Obst zu sich zu nehmen. Nachmittags können Trockenfrüchte (ungesüßt und ungeschwefelt) und Nüsse (Mandeln, Cashewnüsse, Walnüsse) Ihnen einen gesunden Energieschub bringen. Das gelegentliche Stück Kuchen soll natürlich auch seinen Platz in einer gesunden und altersgerechten Ernährung finden, wenn dafür gesorgt wird, dass es durch basenüberschüssige Ernährung wieder ausgeglichen wird.

Vorteile einer Basen überschüssigen Ernährung

-verlangsamter Alterungsprozess durch Stoffwechselentlastung, jugendlichere Ausstrahlung, weniger Faltenbildung und weniger graue Haare

-weniger Belastung der Ausscheidungsorgane Niere, Darm und Lunge

-geringere Krankheitsanfälligkeit für Stoffwechsel bedingte Krankheiten wie Diabetes, erhöhtem Cholesterinspiegel und Übergewicht

-Entlastung bei chronischen Krankheiten wie Rheuma, Gicht, Allergien und Hauterkrankungen

-Reduzierung und Vermeidung der Beschwerden in hormonellen Umstellungsphasen wie Schwangerschaft oder Wechseljahren

-geringere Neigung zu Abbauerkrankungen wie Osteoporose, Karies und Gelenkerkrankungen

-ein gut arbeitendes Immunsystem durch eine gute Viskosität des Blutes

-Reduzierung und Vermeidung von typischen Schönheitsmakeln wie Cellulitis, schwachem Bindegewebe, unreiner Haut und vorzeitiger Faltenbildung

-geringere Beanspruchung der Verdauungssäfte, welches bis ins hohe Alter eine gute Verdauung gewährleistet

Die Konstitutionstypen Warum jeder sein persönliches Idealgewicht hat und individuelle Ernährungsempfehlungen braucht

Jeder Mensch ist, was seinen Körperbau anbetrifft, individuell veranlagt. Während die Erziehung, die Lebenserfahrung und besondere Erlebnisse unsere Persönlichkeit prägen, bestimmt der Konstitutionstyp, der uns schon in die Wiege gelegt wurde, den Körperbau. Es wird dabei zwischen den drei Grundtypen Pykniker, Athletiker und Astheniker unterschieden, die der Psychologe Ernst Kretschmer 1921 in seiner Konstitutionstypologie definierte, wobei die meisten Männer und Frauen einem Mischtypen entsprechen, bei dem sich ein Typ mehr oder weniger dominant hervorhebt. Wer seinen Konstitutionstypen kennt und nach dessen Bedürfnissen in Bezug auf die individuelle Ernährung, das richtige Ausmaß an sportlichen Aktivitäten, und sowie auch unter der Berücksichtigung der unterschiedlichen charakterlichen Eigenschaften dessen lebt, erweist seiner Gesundheit damit einen großen Dienst und hat so auch die besten Voraussetzungen, bis ins hohe Alter hinein gesund zu bleiben. Allgemeine Ernährungs- und Trainingsempfehlungen sind somit auch nicht für jeden Konstitutionstyp gleichermaßen gut geeignet. Bei der Berechnung des BMI, dem Body-Mass-Index, wonach Menschen nur anhand ihres Körpergewichts im Verhältnis zu ihrer Körpergröße in über- oder untergewichtig kategorisiert werden, wird nicht berücksichtigt, dass ein feingliedrig gebauter Astheniker aus gesundheitlichen Gründen ein anderes Idealgewicht haben sollte, als ein Pykniker, der nach dem BMI-Wert oft schon als übergewichtig eingestuft wird, wobei das optimale Gewicht für seinen Konstitutionstypen aufgrund seines schwereren Körperbaus höher sein darf und er sich in der Regel damit auch wohler fühlt und gesünder ist. Asthenikern wird wiederum oft unterstellt, dass sie hungern würden oder gar magersüchtig seien, obwohl das niedrigere Gewicht ihrem Konstitutionstypen entsprechend angemessen ist. Was bei allen Konstitutionstypen in Bezug auf die Gesundheit aber auf jeden Fall berücksichtigt werden sollte, ist der Anteil des Körperfetts, der entscheidende Faktor für die Entstehung für Erkrankungen des Metabolischen Syndroms wie Diabetes Mellitus, Bluthochdruck und Gefäßerkrankungen, die dann letztendlich zu Herzinfarkt oder Schlaganfall führen. Besonders risikoreich für diese Erkrankungen gelten die Menschen, bei denen sich das Körperfett überwiegend im Bauchbereich befindet, weil es die Funktionsfähigkeit der dort liegenden Organe ungünstig beeinflusst, wobei Fettpolster an Po und Oberschenkeln für diese Erkrankungen eher nicht relevant sind. Der Körperfettanteil, der mit einer Körperfettwaage oder anderen Methoden z.B. beim Arzt, in der Apotheke oder im Sportstudio gemessen werden kann, gibt Aufschluss über den Fettanteil in der Zusammensetzung der Körpermasse. Ist dieser zu hoch, was ebenso bei schlanken Menschen vorkommt, da sich auch in Körperhöhlen Fett einlagern kann, welches nach hin nicht sichtbar ist, so sollten die Ernährung und das Bewegungsprogramm dementsprechend verändert werden. Bei der Berechnung des Körperfettanteils werden außerdem noch das Geschlecht und das Alter mit einbezogen, der den Frauen aus physiologisch nachvollziehbaren Gründen einen höheren Wert erlaubt, sowie auch berücksichtigt, dass mit zunehmendem Alter die Muskelmasse abnimmt und somit der Körperfettanteil für beide Geschlechter höher sein darf. Für alle drei Konstitutionstypen gilt aber nach wie vor, sich zu etwa ¾ basenüberschüssig zu ernähren, um so in einem ausgeglichen Säure-Basen-Gleichgewicht zu bleiben, bzw. es wieder herzustellen. Da sich die verschiedenen Nährstoffe auf die einzelnen Konstitutionstypen unterschiedlich Säure bildend auswirken können, sollte hier auf die Besonderheit eines jeden Einzelnen geachtet werden.

Die einzelnen Konstitutionstypen

Der Pykniker, auch als endomorpher oder Entspannungstyp bezeichnet, fällt durch seinen kräftigen und eher rundlichen Körperbau auf. Seine Körpergröße befindet sich im mittleren Bereich und die Gliedmaßen und der Hals sind kräftig und kurz. Er hat ein weiches rundes Gesicht und ist der Konstitutionstyp, der sich am meisten mit seinem Gewicht auseinandersetzen muss, denn er hat die Veranlagung zum Übergewicht somit schon in die Wiege gelegt bekommen. Er hat eine gute Verdauung und wandelt besonders schnell süße Kohlenhydrate in Fett um. Von seiner Wesensart her ist er gutmütig, gesellig veranlagt (Kumpeltyp), seine Lebenseinstellung ist optimistisch, wobei er Veränderungen eher aus dem Weg geht. Er genießt eine ruhige Atmosphäre und geht die Dinge im Leben lieber langsamer an, hat eine objektive Denkweise und das Essen nimmt einen hohen Stellenwert in seinem Leben ein. Er ist in Bezug auf die Krankheitsdispositionen wegen seiner Tendenz zu Übergewicht für die Erkrankungen des Metabolischen Syndroms wie Fettstoffwechselstörungen, Diabetes Mellitus und Herz-und Gefäßerkrankungen prädestiniert. Je nach Ausmaß seines Übergewichts neigt dieser Typ auch zu Gelenkerkrankungen.
Ernährungsempfehlungen: Der Pykniker ist der Konstitutionstyp, der von einer obst- und gemüselastigen Ernährung am meisten profitiert und zum Mittag ist es für ihn optimal, öfters zusätzlich zu einer warmen Mahlzeit noch eine Portion Rohkost in Form von Salat zu essen. Er sollte süße Kohlenhydrate sparsam in seine Ernährung einbauen, da er dazu neigt, diese schnell in Fett umzuwandeln. Er übersäuert außerdem schnell, wenn er zu viel Eiweiß zu sich nimmt. Leicht verdauliches Eiweiß wie z.B. Fisch oder aus pflanzlichen Quellen sind für ihn besser geeignet als z.B. Fleisch. Er sollte neben den süßen Kohlenhydraten auch seinen Fettkonsum im Auge behalten. Sollte es sich um einen Mischtypen aus Pykniker und Astheniker handeln, so braucht dieser Typ allerdings mehr gute Fette (Butter, Sahne, pflanzliche Öle), um die Nahrung besser verdauen und die Nährstoffe besser verwerten zu können. Dieser Mischtyp verträgt auch Rohkost meist weniger gut und sollte den Anteil daran dann auch geringer halten und Gemüse besser in gedünsteter Form zu sich nehmen. Ein basischer Entlastungstag pro Woche ist für den Pykniker besonders empfehlenswert, um seinen Stoffwechsel zu entlasten, ebenso ist für ihn der Verzicht auf Zwischenmahlzeiten optimal, weil diese seinen Blutzuckerspiegel nur unnötig ansteigen lassen und die Fettverbrennung unterbrechen, wenn er zwischen den

Hauptmahlzeiten isst. So kann er auf Dauer am besten sein optimales Gewicht halten, welches durchaus auch über dem empfohlenen BMI-Wert liegen darf oder bei Bedarf auf diese Weise auch gut wieder reduzieren. Ein gelegentliches Dinnercanceling, d.h., dass nach 16 Uhr nichts mehr gegessen wird, kann ihn dabei noch zusätzlich unterstützen (nur zeitweise und nicht öfter als 3-4 Mal die Woche, da sich sonst der Stoffwechsel daran gewöhnt). Wenn er ein regelmäßiges und moderates Sportprogramm betreibt, dann kann er süße Kohlehydrate, Fette und Eiweiß auch großzügiger in seinen Ernährungsplan mit einbauen. In Bezug auf sein Trainingsprogramm ist hier vor allem die Regelmäßigkeit wichtig, weniger die Intensität. Als Ausdauersportarten ist bei diesem Konstitutionstyp das Walken dem Joggen vorzuziehen, weil so durch den schwereren Körperbau die Gelenke weniger belastet werden. Ebenso sind alle Wassersportarten wie Schwimmen, Aquajogging oder Wassergymnastik für diesen Typ sehr gut geeignet. Bei einem Mischtyp aus Pykniker und Athletiker kann das Trainingsprogramm neben der Ausdauer auch intensiver auf Krafttraining ausgerichtet sein.

Der Athletiker, auch mesomorpher oder Bewegungstyp genannt, ist der Konstitutionstyp, der von seinem Körperbau her durch breite Schultern und Brustkorb, ein schmales Becken und die plastisch hervortretende Muskulatur dem eines Modellathleten entspricht. Er ist von seinem Naturell her auf physische Aktivitäten ausgerichtet und sollte dies auch in gesundem Maße ausleben. Neben seinen ausgeglichenen Körperproportionen ist er mittelgroß bis groß und hat einen stark entwickelten Knochenbau. Er ist von seiner Persönlichkeitsstruktur her unkompliziert und eher oberflächlich veranlagt, schnell erregbar und leicht zu verärgern, aber sehr ausdauernd bei körperlicher Arbeit, geistig dafür wiederum eher träge. Er geht Dinge systematisch und gut organisiert an und gilt als zuverlässig. Der Athletiker verfügt über eine robuste Gesundheit. Es kann bei ihm aufgrund seiner verstärkten physischen Aktivitäten zu Verdauungsstörungen im Bereich des Magens kommen, wenn er sich zwischendurch nicht genug Ruhe gönnt. In seiner zweiten Lebenshälfte ist er für Herz- und Gelenkerkrankungen disponiert, wenn er seine physischen Aktivitäten nicht seinem Alter entsprechend anpasst.
Ernährungsempfehlungen: Da der Athletiker eine optimale Verdauung hat, braucht er sich deshalb in Bezug auf Kohlenhydrate, Fette und Eiweiß keine großen Gedanken machen, da er diese durch seine erhöhte körperliche Aktivität schnell wieder verbrennt und

deshalb weniger zur Gewichtszunahme neigt, außer es handelt sich um einen Mischtypen aus Athletiker und Pykniker. Athletiker sind meist gute und schnelle Esser und dabei nicht besonders wählerisch, deshalb sollten sie primär auf die Qualität der Nahrungsmittel achten, dass diese keine unnötigen Zusatzstoffe enthalten und sich so natürlich wie möglich ernähren. Er kann auch kräftige Mahlzeiten aus Fleisch und Vollkornprodukte gut verdauen und darf sich auch des Öfteren ein süßes Dessert gönnen. Wenn er seinem Naturell folgt und sportlich sehr aktiv ist, so sollte er den dadurch entstehenden erhöhten Nährstoffbedarf durch natürliche Nahrungsmittel decken, statt durch die zum größten Teil sehr synthetisierte Sportlernahrung. Gute basische Kohlenhydratlieferanten sind Bananen und Kartoffeln, sowie glutenfreie Getreideprodukte oder aus Dinkelvollkorn. Als Eiweißlieferanten bieten neben den bekannten tierischen Quellen wie Eier, Fleisch, Fisch oder Milchprodukte pflanzliche Proteine aus Reis-, Hanf- oder der Süßlupine eine optimale Ergänzung für den erhöhten Eiweißbedarf. Auch Zwischenmahlzeiten sollten zu oder nach sportlichen Aktivitäten einbaut werden, um die Energie auf einem guten Level zu halten. Der sportlich aktive Athletiker sollte auch auf jeden Fall berücksichtigen, dass er durch seine Aktivitäten einen erhöhten Bedarf an basischen Mineralstoffen hat und diesen durch zusätzliche Basenpräparate während oder nach dem Training ausgleichen.

Der Astheniker, auch Leptosom, mesomorpher oder Empfindungstyp genannt, ist durch seine physische Erscheinung am seinem schmalen, meist hochgewachsen (schlaksigen) und feingliedrigen Körperbau zu erkennen. Er hat eine schwach ausgeprägte Muskulatur, schmale Schultern, einen flachen Brustkorb und typisch für ihn sind seine längeren Arme, Beine, Zehen- und Fingerglieder. Er entspricht somit dem typischen Modelltyp, an den z.B. ein Pykniker aufgrund seines kräftigeren Körperbaus nie herankommen würde, auch wenn er noch so wenig essen und so viel Sport treiben würde. Charakterlich ist der Astheniker intellektuell veranlagt, hat eine eher kühle reservierte Ausstrahlung, ist leicht verletzbar und zieht sich aufgrund seines ausgeprägten Empfindungsvermögens gerne schnell zurück. Er reagiert besonders sensibel auf die unterschiedlichen Mondphasen, lebt eher introvertiert und unterliegt Gefühlsschwankungen stärker als andere. Der Astheniker neigt in Bezug auf die Krankheitsdispositionen wegen seiner schwach ausgeprägten Muskulatur zu Bindegewebsschwäche, Krampfadern, Hämorrhoiden und Gebärmuttersenkungen. Aufgrund seines schwach ausgebildeten

Brustkorbs ist er ebenso disponiert für Atemwegserkrankungen. Er hat meist einen eher niedrigen Blutdruck, was bei diesem Kostitutionstypen aber nicht als krankhaft anzusehen ist, ebenso wie das niedrigere Körpergewicht. Der Astheniker neigt zu einer Schilddrüsenüberfunktion und psychische Erkrankungen wie Depressionen treten bei diesem Konstitutionstypen häufiger auf, als bei den anderen.

Ernährungsempfehlungen: Der Astheniker hat meist einen unregelmäßigen Appetit und ist sehr wählerisch,, was das Essen anbetrifft (Gourmet). Durch seine veranlagte Kopflastigkeit (Grübler) kann er sich des Öfteren nur schwer auf sein Essen konzentrieren und Ärger schlägt ihm schnell auf den Magen. Wegen seiner typbedingten schwächeren Verdauungsleistung verträgt er Rohkost meist schlecht (im Sommer oft besser als im Winter) und sollte hier dann auch nur kleine Portionen zu sich nehmen (optimalerweise in geriebener oder gestifteter Form) und Gemüse besser überwiegend in gedünsteter Form oder als Suppe essen, denn warme Speisen und auch Getränke sind für den Astheniker typgerechter. Ebenso bereiten Vollkornprodukte diesem Konstitutionstypen meist Probleme und können in geschroteter Form oft besser verdaut werden. Da Astheniker in der Regel weniger bewegungsintensiv leben, sollten süße Kohlenhydrate mäßig in den Ernährungsplan eingebaut werden, dafür aber vermehrt gute Fette wie Butter, Sahne, Mandeln, Nüsse und pflanzliche Öle auf dem Speiseplan stehen, denn diese unterstützen, dass bei einer schwachen Verdauungsleistung die Nährstoffe besser verwertet werden können. Die Eiweißquellen des Asthenikers sollten aus den leichter verdaulichen tierischen Sorten wie Fisch und Geflügel bestehen oder aus pflanzlichen Quellen wie z.B. Pilzen sein, wenn sie vertragen werden. Eine Zwischenmahlzeit, gerade auch am Nachmittag, ist für den Astheniker ideal und kann z.B. aus Nüssen, Trockenfrüchten oder hin und wieder auch aus einen Stück Kuchen bestehen. Das Trainingsprogramm eines Asthenikers sollte vorwiegend aus Gymnastik zur Kräftigung seiner von Natur aus schwächeren Muskulatur bestehen, weniger aus muskelaufbauenden Kraftübungen. Sein Ausdauertraining kann er nach je Kondition im mittleren bis höheren Level halten. Wichtiger für den Astheniker ist aufgrund seines eher schwachen Nervenkostüms jedoch ein regelmäßiges Entspannungsprogramm wie autogenes Training, progressive Muskelentspannung nach Jacobsen oder asiatische Entspannungstechniken wie Qigong oder Tai Chi. Als Empfindungstyp kann er sich auch sehr gut in der Natur entspannen, wo er wenig Sinnesreizen ausgesetzt ist.

Fette & Öle

Fette sind Energielieferanten und werden benötigt für die Funktionen von Gehirn, Hormonen, Enzymen, die Elastizität der Zellmembranen und um den Blutzuckerspiegel konstant zu halten. Sie sind Träger der fettlöslichen Vitamine A, D, E und K. Unterschieden wird zwischen pflanzlichen Fetten, die reich an einfach und mehrfach ungesättigten Fettsäuren sind und nicht chemisch gehärtet wurden und in tierische Fette wie Butter und Schmalz, sowie in industriell verarbeitete und gehärtete Fette, die reich an gesättigten Fettsäuren sind. Gehärtete Fette beeinflussen durch ihre Transfettsäuren den Anstieg des negativen LDL Cholesterins, welches letztendlich zu Arteriosklerose führt. Gesättigte Fettsäuren sind enthalten in Wurst, Fleisch und Milchprodukten und entstehen auch bei der industriellen Verarbeitung pflanzlicher Fette durch chemische Lösungsmittel, um so eine höhere Extraktion zu erreichen. Industriell verarbeitete Fette erkennt man daran, dass sie weiß (gebleicht), geruchlos und sehr preiswert sind. Sie werden in Form von Margarine, Stangenfett (Frittierfett) und Pflanzenöl in Plastikflaschen ohne genaue Benennung der Pflanzenölsorte angeboten. Bei Streichfett ist Butter, gegenüber von Margarine ganz klar der Vorzug zu geben, denn Butter ist noch eines der sehr natürlichen Lebensmittel und wirkt sich in Bezug auf die Verstoffwechselung der Fettsäuren neutral aus. Das in der Butter enthaltene Lecithin braucht unser Gehirn, um einwandfrei arbeiten zu können und auch in den Membranen der Körperzellen ist Lecithin enthalten. Im Aryurveda wird Ghee verwendet, wobei es sich um gereinigte Butter handelt, die nur noch aus reinem Butteröl besteht, ohne Wasser und die Eiweißbestandteile der Milch. Es ist genauso einsetzbar wie Butter und kann auch gut zum Braten oder z.B. für Gemüse verwendet werden. Bei Margarine handelt es sich überwiegend um gehärtete Fette, auch bei solcher, die den Cholesterinspiegel senken soll. Margarine, die frei von gehärteten Fetten ist, gibt es in Bioqualität z.B. aus Raps- oder Olivenöl. Die guten ungesättigten Fettsäuren sind in Ölen pflanzlicher Herkunft enthalten, wenn diese kalt gepresst und nicht raffiniert worden sind und die darin enthaltene Ölsäure wirkt sich positiv auf den Cholesterinspiegel aus. Sie zeichnen sich durch einen sortentypischen intensiven Geruch aus. Kalt gepresste Pflanzenöle sind die erste Wahl in der kalten Küche, sowie auch für Salate aller Art; zum Erhitzen sind diese allerdings nicht geeignet, da sie durch ihre mehrfach ungesättigten Fettsäuren bei hohem Erhitzen schädliche Transfettsäuren, Aldehyde und Ketone bilden. Eine Ausnahme ist hier das native Olivenöl, da es überwiegend aus einfach ungesättigten Fettsäuren besteht, die hitzestabiler sind. Zum Braten wird in der basischen Ernährung gerne Kokosöl verwendet, denn es besteht aus gesättigten Fettsäuren, die eine gute Hitzestabilität aufweisen. Es ist ungehärtet, cholesterinfrei und hat von Natur aus seine weiße Farbe. Es hat bis ca. 20 Grad eine feste schmalzartige Konsistenz und ein typisches Merkmal ist der intensive Eigengeruch. Die gesättigten Fettsäuren des Kokosöls haben auch eine sehr positive Wirkung auf die Darmschleimhäute, indem sie diese geschmeidig halten und somit die Nährstoffaufnahme fördern. Des Weiteren können Sie zum Braten auch spezielle Bratöle verwenden, die aus raffiniertem Sonnenblumen- oder Rapsöl bestehen. Die tierischen Fettsäuren aus fettem Fisch (Omega Fettsäuren) und aus dem Eigelb sollten ebenfalls des Öfteren auf dem Speiseplan stehen, denn durch diese Fette lassen sich pflanzliche Mineralien noch besser vom Körper verwerten.

Eiweiß

Der menschliche Körper besteht zu 17% aus Eiweiß. Diese sind aus insgesamt 21 Aminosäuren aufgebaut, wobei 8 davon essenziell sind, d.h. der Körper kann sie selbst nicht bilden und sie müssen ihm über die Nahrung zugeführt werden. Pro Tag benötigt der Mensch etwa 0,5g Eiweiß pro kg Körpergewicht. Eiweiß ist in allen Körperstrukturen wie z.B. in Haut, Haaren und Muskeln enthalten. Hormone und körpereigene Enzyme bestehen aus Eiweiß, ebenso ist Eiweiß der Baustoff für die Körperzellen. Das Immunsystem braucht Eiweiß zur Bildung von Antikörpern. Unterschieden wird in der Ernährung die Herkunft des Eiweiß, ob es aus tierischer Quelle wie Fleisch, Wurst, Milch und Milchprodukten stammt oder pflanzlichen Ursprungs ist wie z.B. aus Hülsenfrüchten, Soja, Lupinen, Getreide, Obst und Gemüse. Pflanzliche Eiweiße sind für den Körper weniger Säure bildend, wobei tierisches Eiweiß von der Struktur her dem des Menschen ähnlicher ist und somit vom Körper besser verwertet wird. Tierisches Eiweiß reagiert im Stoffwechsel immer Säure bildend, ebenso wie pflanzliches Eiweiß aus Hülsenfrüchten und Getreide. Fleisch hat zudem noch einen höheren Gehalt an gesättigten Fettsäuren und diese Fettsäuren bilden bei der Erhitzung Gifte, besonders die Sorten aus rotem Fleisch, aufgrund des hohen Eisengehaltes; so ist z.B. roher Schinken eine gesündere Weise, seine Fleischeslust zu stillen. Sojaeiweiß reagiert leicht Säure bildend im

Stoffwechsel, das Eiweiß aus der Süßlupine, einer Gattung der Hülsenfrüchte, wirkt als einziges Eiweiß basisch. Kartoffeln liefern mit 2g pro 100g hochwertiges, pflanzliches und basisches Eiweiß. Obst und Gemüse enthalten ebenfalls je nach Sorte mehr oder weniger Eiweiß, wobei Speisepilze wie z.B. Champignons mit etwa 3g Eiweiß eine gute Alternative zu tierischem Eiweiß sind, denn sie enthalten alle 8 essenziellen Aminosäuren.

Kohlenhydrate - Gut oder schlecht?

Kohlenhydrate sind nicht gleich Kohlenhydrate, man unterscheidet sie in einfache und komplexe. Einfache Kohlenhydrate, wie sie in Haushaltszucker und Weißmehlprodukten enthalten sind, haben keinen Nährwert und lassen den Blutzuckerspiegel schnell ansteigen und ihn genauso schnell wieder abfallen. Es werden dabei große Mengen an Insulin ausgeschüttet und es kommt zu einem eher kurzfristigen Sättigungseffekt, denn wenn der Blutzuckerspiegel schnell wieder abfällt, dann verlangt der Körper nach der nächsten Mahlzeit. Bei vielen Menschen kommt es dadurch auch zu einer regelrechten Sucht nach dieser Art von Kohlenhydraten, weil diese oft schon zum Frühstück in Form von Brot oder Brötchen mit Marmelade und Nussnugatcreme verzehrt werden. Man ist nach so einer Mahlzeit oft nicht lange satt und was der Körper dann als Nächstes will, muss dann auch wieder süß sein. Spätestens am Nachmittag kommt es somit dann zu wahren Heißhungerattacken auf Süßigkeiten, weil der Körper sich durch die ganzen Säurefluten, die diese einfachen Kohlenhydrate hinterlassen, dann ziemlich ausgelaugt fühlt. Am Abend wird meist aus Zeitmangel oft erneut eine Brotmahlzeit verzehrt, anstatt sich bei einem basischen Kartoffelgericht oder einem Gemüseeintopf noch einmal genügend Basen für die Nacht zu holen, um so die Leber in ihrer Entgiftungsarbeit zu unterstützen. Versuchen Sie am nächsten Morgen einmal, mit einem Obstfrühstück in den Tag zu starten, denn reifes süßes Obst ist mit einer der größten Basenlieferanten. Bei Obst handelt es sich um komplexe Kohlenhydrate, d.h. das der darin enthaltene Fruchtzucker den Blutzuckerspiegel nur langsam ansteigen und wieder abfallen lässt. Außerdem benötigt der Fruchtzucker aus dem Obst kein Insulin, um in die Körperzellen zu gelangen und dort Energie freizusetzen. Peppen Sie Ihr Obstfrühstück noch mit Mandeln, Cashew- oder Walnüssen auf, so erhalten Sie noch eine gute Portion an ungesättigten Fettsäuren. Vollkornprodukte gehören zwar auch zu den komplexen Kohlenhydraten, werden aber sauer verstoffwechselt; ein Vorteil von Vollkornprodukten gegenüber Getreideprodukten aus Auszugsmehl sind aber die noch darin enthaltenen Ballaststoffe, die aber ebenso reichhaltig in allen Obst- und Gemüsesorten enthalten sind. Ballaststoffe werden im Darm nicht abgebaut, binden Wasser, füllen den Dickdarm und regen die Darmtätigkeit an. Sie wirken sich ebenfalls positiv auf den Blutzucker- und Cholesterinspiegel aus. Ein Müsli aus Haferflocken z.B. bildet im Körper Säuren, die er wieder abbauen muss. Eine bessere Alternative sind da Getreidebreie aus Buchweizen, Hirse und Amarant, die sich neutral oder nur leicht Säure bildend im Stoffwechsel verhalten und außerdem glutenfrei sind. Sehr sättigend ist auch ein Bananen-Schoko-Shake mit Erdmandeln, in dem nur komplexe, basisch zu verstoffwechselnde Kohlenhydrate enthalten sind. Das Rezept dazu finden Sie im Rezeptteil. Um noch einmal eine klare Unterscheidung zu liefern, welche gute komplexe und einfache negative Kohlenhydrate sind merken Sie sich einfach: Gute Kohlenhydrate: Natürlich, unverarbeitet, enthalten nur die fruchteigene Süße und bei den schlechten Kohlenhydraten: raffiniert (Weißmehl, Haushaltszucker und andere Einfach- oder Zweifachzucker), industriell verarbeitet. Meiden Sie deshalb unbedingt Fertigprodukte, denn sie enthalten meist ausschließlich diese nährwertlosen Kohlenhydrate. Glukosesirup, der aus einer eingedickten Lösung aus Frucht- und Traubenzucker besteht, ist der am billigsten produzierte Zucker und in vielen Marmeladen, Getränken, Fertiggerichten sowie auch in Wurst enthalten. Wenn Sie es gern süß mögen, dann greifen Sie zu Stevia, Xylit, Agaven-, Apfel- oder Birnendicksaft. Diese sind mineralstoffreich und entziehen dem Körper diese nicht noch zusätzlich wie der raffinierte Haushaltszucker, der eigentlich gar nicht sauer im Stoffwechsel reagiert, sondern wegen seiner Mineralstoff entziehenden Eigenschaft als solcher eingestuft wird. Honig verhält sich neutral in der Verstoffwechselung und ist noch eines der sehr natürlichen enzymreichen Produkte. Allerdings verhält es sich sehr unfreundlich zu unseren Zähnen, da er sich dort regelrecht festklebt.

Getreide – Besser in Maßen

Getreide ist aufgrund seines Glutengehaltes in der basischen Ernährung nicht als häufig zu verzehrendes Lebensmittel zu empfehlen. Bei Gluten handelt es sich um das Klebereiweiß des Getreides, das in allen gängigen Sorten wie Weizen, Roggen,

Dinkel, Grünkern (unreifer Dinkel), Hafer, Gerste und Weizenarten wie Kamut, Einkorn und Emmer vorhanden ist. All diese Getreidesorten, egal ob aus Vollkorn- oder Auszugsmehl, sind Säurebildner, wobei Dinkel den geringsten Glutengehalt aufweist und somit noch am leichtesten verdaulich ist. Glutenfrei sind Getreidesorten wie Hirse, Buchweizen, Amarant und Quinoa, welche auch als „Pseudogetreide" bezeichnet werden. Ebenfalls glutenfrei sind Reis und Mais, sowie die aus Reis- und Maismehl hergestellten Produkte. All diese glutenfreien Getreidesorten reagieren im Stoffwechsel nur leicht Säure bildend. Durch das Gluten wird Getreide für den Darm schwer verdaulich, weil es dadurch nicht vollständig in die einzelnen Aminosäuren zerlegt werden kann und die Reste sich dann in den Zotten (Darmfalten) des Dünndarms sammeln und so Entzündungen, Schwellungen, Völlegefühl, Bauchschmerzen und Blähungen hervorrufen können. Bei nicht intakter Darmschleimhaut, z.B. durch eine gestörte Darmflora (u.a. nach Antibiotikaeinnahme) kann das Gluten in die Blutbahn gelangen und es kann somit zu allergischen Reaktionen kommen. Menschen, die unter einer Glutenunverträglichkeit leiden, können auch das Eisen aus der Nahrung schlechter resorbieren, welches bis hin zu Eisenmangel führen kann. Dies wird noch begünstigt durch einen Mangel an Magensäure, da durch eine chronische Übersäuerung die Produktion der Magensäure irgendwann nicht mehr ausreicht. Um die Nahrung verdauen zu können, produziert der Magen bei jedem Essen Magensäure und zusätzlich die gleiche Menge von dem basischen Bicarbonat, die dann in den Blutkreislauf geleitet wird, um in den an der Verdauung beteiligten Organen (Leber, Galle, Bauchspeicheldrüse und Dünndarm) ein basisches Milieu zu erzeugen. Je Säure bildender die Nahrung nun also ist, um so mehr werden hier die Produktion von Magensäure und Bicarbonat überlastet und irgendwann erschöpft sein. Eine häufig bekannte Folge davon ist Sodbrennen, weil durch den Mangel an Magensäure die Nahrung zu langsam verdaut wird und durch einen Mangel an Bicarbonat der sich im Magen befindende Nahrungsbrei zu sauer ist. Gluten kann auch, wenn es sich im Blutkreislauf befindet das sensible Gleichgewicht zwischen Hormonen und Botenstoffen im Gehirn stören. Es kommt dann zu Symptomen wie Nervosität, Unkonzentriertheit oder auch ernsthafteren psychischen Erkrankungen wie z.B. Depressionen. Ebenso können auch Hauterkrankungen auf eine Glutenunverträglichkeit hinweisen, da alles was dem Darm nicht gut tut, sich letztendlich auch auf die Haut auswirkt, da die Haut die innere Schleimhaut des Darmes spiegelt, denn wie die Haut von außen aussieht, so sieht der

Darm von innen aus. Wenn Sie unter einem der hier genannten Symptome leiden, so können Sie selbst an sich testen, ob es sich eventuell um eine Glutenunverträglichkeit bei Ihnen handelt, indem Sie auf alle glutenhaltigen Getreidesorten und deren Produkte daraus für etwa 4 Wochen verzichten. Bitte beachten Sie auch, dass in folgenden Nahrungsmitteln ebenso Gluten enthalten sein kann: Soßen, Suppen, Fertiggerichte, Kartoffelfertigprodukte (Pommes, Kroketten, Chips), Wurst, Eis, Senf, Ketchup, Gewürzmischungen, Schokolade und fettreduzierte Produkte. Wenn Sie keinerlei Beschwerden haben, die auf eine Glutenunverträglichkeit hinweisen und Sie gerne Getreideprodukte essen, so können Sie sich bei einem ausgeglichenen Säure-Basen-Haushalt auch täglich eine Brotmahlzeit oder ein Nudelgericht gönnen. Achten Sie dabei auf eine gute Qualität der Produkte, also am besten aus biologisch angebautem Getreide und darauf, dass sich keine bedenklichen Zusatzstoffe wie gehärtete Fette und Emulgatoren darin befinden. Vollkornprodukte sind hier die erste Wahl, da es sich hierbei um komplexe Kohlenhydrate handelt, d.h., sie lassen den Blutzuckerspiegel langsamer ansteigen und nicht so schnell abfallen, welches auch einen längeren Sättigungseffekt zur Folge hat. Außerdem sind durch das volle Korn noch Ballaststoffe, Vitamine, Mineralstoffe und essenzielle Fettsäuren enthalten, die bei den Produkten aus Auszugsmehl fehlen. Menschen mit sensibler Verdauung vertragen oft Produkte aus Vollkornschrot oder Auszugsmehl besser und sollten sich dann auch besser an diese halten. Nach einer erfolgreichen Entsäuerung können aber oft Nahrungsmittel, die vorher schlecht vertragen wurden, wieder besser verdaut werden, da sich der Darm bei einer basenreichen Ernährung wieder reinigen und regenerieren kann und danach zu einer verbesserten Verdauungsleistung fähig ist.

Zucker und Süßungsmittel

Zucker entzieht dem Körper Mineralstoffe und dies führt zur Übersäuerung, obwohl bei der eigentlichen Verstoffwechselung des Zuckers gar keine Säuren anfallen. Dadurch, dass der Zucker dem Körper die Mineralstoffe entzieht, wird ihm damit auch gleichzeitig Energie entzogen, was müde und antriebslos macht, die Insulinproduktion auf Hochtouren laufen lässt und somit die Fettverbrennung lahmlegt.

Folgende Symptome und Erkrankungen entstehen durch übermäßigen Zuckerkonsum:
Müdigkeit, Schlafstörungen, Depressionen, Angstzustände, Nervosität, ADHS, Konzentrationsschwäche, Darmprobleme (Blähungen, Völlegefühl), Haut-, Haar- und Pilzerkrankungen, Immunschwäche ect.....
Als Zucker werden alle süß schmeckenden Saccharide bezeichnet (Einfach- und Doppeltzucker). Sie werden chemisch gebleicht und raffiniert und diese Art von Zucker verursacht auch die negativen Begleiterscheinungen.

Hinter folgenden Begriffen verstecken sich z.B. diese negativen Arten von Zucker:
-Saccharose (Haushaltszucker)
-Glukose-Fruktosesirup
-Invertzuckersirup
-Dextrose
-Maltodextrin
-Maltose
-Lactose
Süßstoffe bestehen zu 100% aus Chemie und werden aufgrund ihrer appetitanregenden Wirkung auch in der Schweinemast eingesetzt. Sie enthalten zwar keine Kalorien, machen aber Heißhunger auf Süßes, da der Körper, obwohl kein Zucker aufgenommen wird, durch den süßen Geschmack trotzdem Insulin produziert und somit auf Zucker wartet, obwohl keiner kommt. Somit sinkt der Blutzuckerspiegel und der Hunger auf Süßes kommt gewiss...
Hinter folgenden Begriffen und E-Nummern verbergen sich Süßstoffe:
-Acesulfam K (E950)
-Aspartam (E 951) z.B. als Nutrasweet, Canderel und Sanecta im Handel
-Cyclymat (E 952)
-Saccharin (E954)
-Sucralose (E955)
-Thaumatin (E957
-Neohesperidin (E959)
-Aspartam Acesulfamsalz (E962)
Natürlicher Zucker, wie er in Früchten und Gemüsen vorkommt, reagiert basisch im Stoffwechsel. Er braucht kein Insulin, um in die Körperzelle zu kommen.

Folgende Süßungsmittel sind mineralstoffreich und somit empfehlenswert:
Stevia, Xylit (Birkenzucker), Melasse, Apfel- und Birnenkraut, Birnendicksaft, Traubendicksaft, Agavendicksaft, Palmzucker, Palmzuckersirup, Ahorn-, Dattel-, Rübensirup

Vitamine & Mineralien

Vitamine sind essenziell und müssen über die Nahrung aufgenommen werden, da der Körper sie nicht selbst oder nicht in ausreichender Menge herstellen kann. Der Körper braucht sie für lebenswichtige Funktionen wie z.B. den Stoffwechsel. Sie nehmen an unzähligen biochemischen Prozessen im Körper teil und sorgen dafür, das Nährstoffe aus der Nahrung überhaupt erst verwertet werden können. Sie liefern selbst keine Energie, sondern regulieren die Verwertung von Eiweiß, Kohlenhydraten und Mineralstoffen. Sie wirken immunstärkend und helfen beim Aufbau von Körperzellen, Knochen, Zähnen und Blutkörpern.
Vitamine werden nach ihren Eigenschaften in fett- und wasserlöslich unterteilt. Fettlösliche Vitamine kann der Körper in Leber und Fettgewebe speichern und in Phasen der Unterversorgung darauf zurückgreifen. Vitamin K, B2, Folsäure und Biotin bildet der Körper auch selbst durch den Stoffwechsel der Darmbakterien.

Fettlösliche Vitamine sind:
Vitamin A (Retinol)
Vitamin D (Calciferol)
Vitamin E (Tocopherol)
Vitamin K (Phyllochinone, Menachinone)
Wasserlösliche Vitamine sind:
Vitamin B1 (Thiamin)
Vitamin B2 (Riboflavin)
Vitamin B5 (Pantothensäure)
Vitamin B6 (Pyridoxin)
Vitamin B12 (Colabamin)
Vitamin C (Ascorbinsäure)
Vitamin H (Biotin)
Vitamin K (Phyllochinon)
Vitamin P (Rutin, Oligomere Proantocyanidine OPC)
Folsäure
Niacin

Mineralstoffe

Mineralstoffe werden für den Aufbau von Knochen, Zähnen, Hormonen, Blutzellen und Nerven benötigt. Sie regeln die Spannung innerhalb der Körperzellen, sind an der Reizweiterleitung der Nervenzellen und Muskeln beteiligt und aktivieren die Enzyme für den Stoffwechsel. Sie regeln den Flüssigkeits- und den Säure-Basen-Haushalt. Mineralstoffe werden noch nach Mengen- und Spurenelementen unterschieden, welche abhängig vom mengenmäßigem Vorkommen im Körper sind. Mengenelemente benötigt der Körper in größeren Mengen und die Spurenelemente, wie der Name schon verrät, nur in Spuren.
Der Körper besteht aus folgenden Mineralien (jeweils bezogen auf das Körpergewicht): Calcium (1,5%)
Phosphor (1%)
Kalium (0,4%)
Schwefel (0,3%)
Natrium (0,2%)
Chlor (0,2%)
Magnesium (0,1%)

Spurenelemente kommen nur in geringen Mengen in der Nahrung und im Körper vor. Nicht alle von ihnen sind lebensnotwendig.
Einige von ihnen können bei vermehrter Aufnahme auch toxisch wirken. Zu den essenziellen Spurenelementen gehören:
Eisen (als Baustein für das Hämoglobin)
Kobalt (Bestandteil von Vitamin B12)
Chrom, Kupfer, Mangan, Molybdän, Zink und Selen (Mineralien des intrazellulären Raums)
Jod (zur Bildung der Schilddrüsenhormone)

Nahrungsmittelquellen der einzelnen Vitamine und Mineralstoffe

Vitamin A.: Leber, Fisch, Butter, Eier, Milch, Lebertran
Vitamin D: Fisch, Lebertran, Milch, Eigelb
Vitamin E: Getreidekeime, Vollkornprodukte, Pflanzenöle, Blattgemüse
Vitamin K: Grünes Blattgemüse, Kohl, Milch, Fleisch (Leber), Fisch
Vitamin B1: Hefe, Gemüse, Kartoffeln, Vollkorngetreide, Innereien
Vitamin B2: Hefe, Getreidekeime, Leber, Milch und Käse

Vitamin B6: Hefe, Körnerfrüchte, grünes Gemüse, Innereien, Milchprodukte
Niacin: Hefe, Kartoffeln, Nüsse, Weizenkeime, Hülsenfrüchte, Innereien, Milchprodukte
Folsäure: grünes Blattgemüse, Weizenkeime, Vollkornmehl, Bierhefe, Leber, Milch
Pantothensäure: tierische Lebensmittel, Hefe, grünes Gemüse, Getreide, Nüsse
Biotin: Hefe, Innereien, Eigelb,
Vitamin C: frische Früchte, Kartoffeln, grünes Gemüse, Hagebutten, Sanddorn
Vitamin P: Buchweizen, Früchte (besonders Citrusfrüchte, Johannisbeeren, Brombeeren, Himbeeren), Paprika, Hagebutte, Kastanie, Rotwein, Traubenkerne, Erdnüsse (besonders in der Haut)

Calcium: Milchprodukte, grünes Gemüse, Nüsse, Kohl, Linsen, Getreide, Trockenfrüchte, Citrusfrüchte
Phosphor: Milchprodukte, Hülsenfrüchte, Weizen, Soja, Zwiebeln, Knoblauch, Mandeln
Kalium: Kartoffeln, Bananen, Nüsse, Vollkornprodukte, Bohnen, Trockenfrüchte, Reis
Schwefel: Knoblauch, Zwiebeln, Eier, Kohl, Mandeln, Bohnen, Rettich, Trockenfrüchte
Natrium: Salz, Sellerie, Getreide, Milch, Obst, Gemüse
Chlor: Salz, Milch
Magnesium: grünes Gemüse, Mandeln, Nüsse, Bananen, Sojabohnen, Getreide, Rote Beete, Reis
Eisen: Fleisch, Fisch, Hülsenfrüchte, Fenchel, Mangold, Schwarzwurzeln, Spinat, Topinambur, Pfifferlinge
Kobalt: Sojabohnen, Getreide, Hülsenfrüchte
Chrom: Weizenvollkorn, Kartoffeln, Mais, Bierhefe
Kupfer: grünes Blattgemüse, Getreide, Nüsse, Hülsenfrüchte, Eigelb, Käse, Fleisch
Mangan: Getreide, Sojabohnen, Nüsse, schwarzer Tee, Bananen, Zwiebeln, Kohl, Sellerie
Molybdän: Milch, Fleisch, Getreide, Kartoffeln
Zink: Käse, Milch, Fleisch, Soja, Linsen, Erbsen, Nüsse
Selen: Fleisch, Fisch, Soja, Getreide, Hefe, Pilze, Eier
Jod: Fisch, Milch, Grünkohl, Kresse, Knoblauch, Zwiebeln, Spinat, Tomaten, Birnen, Trauben

Die Urinmessung

Mit der Urinmessung haben Sie zu Hause selbst die Möglichkeit zu kontrollieren, ob Sie übersäuert sind, denn dazu benötigen Sie lediglich Indikatorstäbchen (erhältlich in der Apotheke). Dieses Indikatorstäbchen halten Sie dann nur kurz in den in einem Becher aufgefangen Urin (aus dem Mittelstrahl) und können nun auf der ph-Wert Messskala ablesen, ob sich Ihr Urin im sauren, neutralen oder basischem Bereich befindet. Der ph-Wert zeigt an, wie viel Säuren über die Nieren ausgeschieden wurden.
Messwerte bis ph 6,9 befinden sich im sauren Bereich, der ph-Wert von 7 ist neutral; alles, was über einem ph-Wert von 7 ist, geht in den basischen Bereich über.

Bevor Sie mit der Messung beginnen, beachten Sie bitte folgendes:
-Essen Sie an den Tagen, an denen Sie Ihren Urin messen nur 3 Mahlzeiten.
-Nehmen Sie an diesen Tagen keine Basenpräparate ein und auch kein Vitamin C in Form von Ascorbinsäure, da dieses die Messwerte beeinflusst.
Um ein sehr aussagekräftiges Messergebnis zu erhalten, gehen Sie bei der Messung bitte wie folgt vor:
Messen Sie fünf Mal am Tag Ihren Urin.
-Beginnen Sie mit der ersten Messung morgens vor dem Frühstück. Dieser Messwert sollte sich im saueren bis neutralen ph-Wert Bereich befinden. Dies ist physiologisch so erklärbar, weil die Leber sich noch in der Entgiftungsphase befindet und so verstärkt Säuren ausscheidet.
-Die zweite Messung machen Sie ca. eine Stunde nach dem Frühstück. Der Messwert sollte sich etwa im neutralen Bereich befinden.
-Die dritte Messung machen Sie kurz vor dem Mittagessen. Dieser Wert darf sich wieder im sauren Bereich befinden.
-Die vierte Messung führen Sie dann bitte ca. eine Stunde nach dem Essen durch. Dieser Wert sollte sich dann im basischen Bereich befinden. Ab dieser Zeit sollten die Messwerte dann im basischen Bereich bleiben, ebenso wie die der 5. Messung kurz vor dem Schlafengehen.
Wenn sich Ihre Messwerte in diesen Bereichen befinden, dann ist bei Ihnen alles in Ordnung, bzw. Sie sind dann nur leicht übersäuert. Wenn die 4. und 5. Messung sich im sauren Bereich befinden und sich auch die 2. Messung in den sauren Bereich verschiebt, dann ist dies ein klares Zeichen für eine Übersäuerung.

Sollte sich Ihr Morgenurin bereits im basischen Bereich befinden und nach Aceton riechen, so lassen Sie dies bitte ärztlich abklären!

Speicheltest:
Eine weitere Möglichkeit selbst zu testen, ob eine Übersäuerung vorliegt, ist der Speicheltest.
Benetzen Sie dazu ein Indikatorstäbchen vor einer Mahlzeit mit Ihrem Speichel und lesen den Wert auf der Messskala ab. Er sollte im Idealfall im leicht sauren Bereich von ca.6,8 liegen. Sollte der Wert unter 6,4 liegen, dann ist dies ein klares Zeichen für eine Übersäuerung. Dieser Test stellt allerdings eine nicht so aussagekräftige Bewertung wie der Urintest dar.

Die extra- und intrazelluläre Entsäuerung

Um den Körper von sauren Stoffwechselresten und Giften zu befreien, ist es spätestens ab dem 30.Lebensjahr oft notwendig, den Körper nicht nur extrazellulär, d.h. über das Bindegewebe zu entsäuern, sondern auch den intrazellulären Raum, d.h. das Innere der Körperzelle. Selbst bei normaler Ernährungsweise, wie einer ausgewogenen Mischkost, hat sich über die Jahre hinweg oft so viel Säure angesammelt, dass diese bis ins Zelleninnere eingedrungen ist. Ein Problem bei der intrazellulären Entsäuerung ist, dass normales Basenpulver nicht bis ins Zelleninnere kommt, da es die Zellmembran nicht durchdringen kann. Deshalb benötigen Sie für die extra- und intrazelluläre Entsäuerung zwei verschiedene Basenpulver. Dieses heißt in der Praxis, dass Sie zuerst den extrazellulären Raum, das Bindegewebe von seinen sauren Schlacken befreien und somit Platz schaffen, dass anschließend das Innere der Körperzelle, der intrazelluläre Raum, entsäuert werden kann. Danach wird dann wieder der extrazelluläre Raum entsäuert. Wenn dann immer noch Beschwerden da sind, kann der ganze Vorgang auch mehrmals wiederholt werden, welches meist bei chronischen Erkrankungen notwendig ist.
Für die extrazelluläre Entsäuerung besorgen Sie sich ein Basenpulver auf Basis von Citraten. Basenpulver auf Citratbasis haben den Vorteil, dass sie 3 Mal so viel Säuren binden können als Präparate auf Carbonatbasis. Basenpräparate auf Carbonatbasis neutralisieren die Magensäure, weshalb sie auch immer mindestens ½ Stunde vor einer Mahlzeit eingenommen werden müssen. Da ihre Bioverfügbarkeit nicht so hoch ist wie die von Basencitraten, die aus den

organischen Salzen der Citronensäure gewonnen werden, wird hier auch immer ein Teil der Mineralien ungenutzt über den Urin wieder ausgeschieden. Außerdem besteht auch die Gefahr, dass sich bei längerer Einnahme Ablagerungen in den Nieren in Form von Steinen bilden können.

Das Citratbasenpulver nehmen Sie 4 Wochen lang morgens zum Frühstück und abends, entweder zum Abendessen oder vor dem Schlafengehen in einem großen Glas lauwarmen Wasser.

Nach den vier Wochen steigen Sie dann auf die intrazelluläre Entsäuerung um. Dazu benötigen Sie 2 Einzelkomponenten, und zwar Kaliumhydrogencarbonat (aus der Apotheke) und Ascorbinsäure (als Pulver aus der Drogerie oder Apotheke). Diese vermischen Sie jeweils unmittelbar vor der Einnahme miteinander in einem großen Glas lauwarmen Wasser, ansonsten bewahren Sie diese getrennt von einander auf. Bei der intrazellulären Entsäuerung nehmen Sie jeweils ½ Stunde vor dem Frühstück und ½ Stunde vor dem Abendbrot oder Schlafengehen folgende Mengen:

1.-3. Tag: 1 Messerspitze Ascorbinsäure mit 2 Messerspitzen Kaliumhydrogencarbonat

4.-6. Tag: 2 Messerspitzen Ascorbinsäure mit 4 Messerspitzen Kaliumhydrogencarbonat

7.-9. Tag: ½ gestrichener Teelöffel Ascorbinsäure mit 1 gestrichenen Teelöffel Kaliumhydrogencarbonat. Diese Dosierung behalten Sie bis zum Ende der 4 Wochen bei.

Dosierung bei fortgeschrittenem Alter und bei starker Übersäuerung: Ab dem 10. Tag und bis zum Ende nehmen Sie: 1 gestrichenen Teelöffel Ascorbinsäure mit 2 gestrichenen Teelöffeln Kaliumhydrogencarbonat.

Bei aufkommenden Beschwerden reduzieren Sie die Menge wieder auf die zuletzt eingenommene Dosis und erhöhen diese nach Abklingen wieder.

Die intra- und extrazelluläre Entsäuerung ist nicht geeignet für Menschen mit Nierenerkrankungen oder Schwangere. Menschen mit Herz-Kreislauferkrankungen fragen vor einer intrazellulären Entsäuerung bitte vorher ihren behandelnden Arzt oder Heilpraktiker.

Die Darmreinigung und Sanierung

Wenn Sie Ihre Ernährung umstellen möchten, so ist eine Darmreinigung mit Flohsamenschalen eine gute Unterstützung dabei, gerade wenn Sie vorher eher wenig Rohkost in Form von frischem Obst, Gemüse und Salat gegessen haben, so kann es Ihren Darm anfangs überfordern, diese für ihn neuartige Ernährungsweise zu verdauen. Dies liegt auch oft daran, dass der Darm durch zu stark Säure bildende Nahrung wie tierisches Eiweiß und konzentrierte Kohlenhydrate (Getreide) verschlackt ist. Gerade das im Getreide enthaltene Gluten (Eiweißkleber des Getreides) kann die Darmzotten verschlacken lassen und somit eine Nährstoffaufnahme erschweren. Flohsamenschalen haben die Eigenschaft den Darm von alten Schlacken befreien zu können, welches auch das Hungergefühl bremst, und die Verdauung anzuregen. Um Ihnen und Ihrer Verdauung die Ernährungsumstellung zu erleichtern, nehmen Sie bitte jeden Morgen 2 Teelöffel Flohsamenschalen zu sich. Sie können diese in Flüssigkeit einrühren und trinken oder mit Getreidebrei (glutenfrei) zu sich nehmen.

Sie sollten, wenn Sie sonst noch Medikamente einnehmen, zwischen der Einnahme ca. eine halbe Stunde Zeit lassen, da durch die Schleim bildende Eigenschaft des Flohsamens die Wirkung von Medikamenten beeinträchtigt werden kann. Flohsamenschalen quellen im Darm stark auf und führen so zu einer Volumenzunahme des Darminhalts, wodurch ein erhöhter Füllungsdruck entsteht und es zu einem zügigen Weitertransport des Stuhls kommt. Flohsamenschalen helfen bei Verstopfung und Darmträgheit dadurch, dass sie durch ihre Schleimbildung den Darminhalt gleitfähiger machen; sie sind aber genauso wirkungsvoll bei Durchfall, indem sie die überschüssige Flüssigkeit aufsaugen und die Gifte der Bakterien aufnehmen und sie unwirksam machen. Sie haben damit eine ähnliche Wirkung wie Kohletabletten. Während Sie die Flohsamenschalen einnehmen, sollten Sie über den Tag hinweg verteilt viel trinken. Um den Darm noch zusätzlich zu sanieren, nehmen Sie außerdem noch Inulin und Lacto Bifidokulturen (Kulturen aus Milchsäurebakterien) zu sich, damit sich die Darmflora während der Reinigung wieder aufbauen kann. Dies ist immer besonders dann notwendig, wenn eine Antibiotikaeinnahme erfolgt ist, da Antibiotika, neben den krankmachenden Bakterien im Körper auch die guten Darmbakterien zerstören. Inulin, ein Ballaststoff aus der Zichorienwurzel, ist ein sogenanntes Präbiotikum, d.h. es bereitet den Darm darauf vor, dass sich die guten probiotischen Milchsäurebakterien, wie sie auch in

Milchprodukten enthalten sind, in der Darmschleimhaut wieder ansiedeln können. Achten Sie darauf, dass Sie täglich Stuhlgang haben, denn Sie essen ja auch jeden Tag und deshalb sollte sich der Darm auch täglich entleeren, da der Körper sonst durch die zu lange im ihm verbleibenden Nahrungsreste anfängt sich selbst zu vergiften. Damit wird der Grundstein für viele chronische Erkrankungen gelegt. Eine weitere sehr hilfreiche Unterstützung, um die Verdauung zu unterstützen, sind Bitterstoffe, denn sie regen die Produktion der Verdauungssäfte an und wirken basisch. Sie können diese in Form von einem Schwedenbitter (selbstangesetzte Schwedenkräuter) zu sich nehmen oder sich eine Fertigmischung Bittertropfen (z.B. Bitterstern) aus der Apotheke besorgen und diese jeweils eine ½ Stunde vor dem Essen in etwas warmen Wasser einnehmen.
Einnahme während einer Kur:
Tag 1-10: Je 2 Teelöffel Flohsamenschalen morgens und abends in Wasser, Saft oder Tee einnehmen oder ins Essen untermischen und dazu morgens 1 Teelöffel Inulin einnehmen, ebenfalls in Flüssigkeit oder mit zum Essen geben.
Ab dem 11. Tag nehmen Sie morgens dann noch zusätzlich eine Kapsel Milchsäurebakterien und abends noch einen weiteren Teelöffel Inulin. Die Milchsäurebakterien sollten mindestens über einen Zeitraum von 2 Monaten eingenommen werden, bei spezifischen Darmbeschwerden auch 3 Monate lang. Inulin und Flohsamenschalen können Sie auch dauerhaft einnehmen. Inulin und Milchsäurebakterien erhalten Sie im Reformhaus oder Apotheke, die Flohsamenschalen, hier bitte reine Flohsamenschalen kaufen ohne weitere Zusätze, bekommen Sie in der Apotheke oder Drogerie.

Basische Körperpflege

Basische Körperpflegeprodukte sind aus dem Kosmetiksortiment der Drogerien heute nahezu verschwunden. Bis auf die gute alte Kernseife oder reine Pflanzenölseifen ist sonst in den Regalen meist nichts mehr davon zu finden. Auch in Apotheken und Reformhäusern findet man, wenn überhaupt, meistens nur basisches Badesalz. Die sogenannte Naturkosmetik hat in den meisten Fällen auch keinen basischen ph-Wert, da sie ebenso, mittels der in der Naturkosmetik erlaubten chemischen Inhaltsstoffe, auf einen ph-Wert von 5,5 eingestellt wird. Sie hat aber den Vorteil, dass sie meist weniger bedenkliche Inhaltsstoffe als die herkömmliche Kosmetik enthält. Allerdings muss hierzu auch erwähnt werden, dass der Begriff „Naturkosmetik“ gesetzlich nicht geschützt ist. Deshalb sollten Sie auch hier auf die Inhaltsstoffe schauen, denn alles, was auf die Haut aufgetragen wird oder mit ihr in Kontakt kommt, gelangt somit durch die Hautporen auch in Ihren Körper.
Nach dem 2. Weltkrieg ist die sonst bis dahin überwiegend basische Kosmetik durch die Entdeckung des Säureschutzmantels der Haut nach und nach vom Markt verschwunden. Der ph-Wert der Haut wurde an jungen Soldaten während des Krieges mit einem ph-Wert von 5,5 gemessen, wobei es sich dabei aber lediglich um deren saure Körperausscheidungen handelte, die dann als Säureschutzmantel definiert wurden. Die Kosmetikindustrie hat dann daraufhin ihre Produkte auf diesen sauren ph-Wert von 5,5 angepasst, da man davon ausging, dass die Haut so am besten gereinigt und gepflegt werden könne. Dies geschah vor allem dadurch, dass die pflanzlichen Öle in den Seifen durch billige Mineralöle ersetzt wurden und den Produkten viele aggressive Substanzen wie hautreizende Tenside, Mineralöle, Konservierungsmittel (Parabene), Desinfektionsmittel und synthetische Duftstoffe beigefügt wurden. Die dadurch entstanden Syndets und Flüssigseifen auf der Basis von Tensiden haben die Eigenschaft, die Haut zu entfetten und auszutrocknen. Die Haut hat nun auch keine Möglichkeit mehr, als sogenannte „dritte Niere“ Säuren aus dem Körperinneren auszuleiten, da dies nur mit Körperpflegeprodukten ab einem ph-Wert von über 7 möglich ist, denn nur wenn die Oberhaut basisch gereinigt wird, können so die Säuren aus der Unterhaut nach außen abgeleitet werden. Das physikalische Gesetz dahinter ist, dass nur Basen und Säuren eine Reaktion miteinander eingehen können und die sauren Körperausscheidungen durch saure Reinigungs- und Pflegeprodukte in den Körper zurückgedrängt werden, welches vielleicht auch eine

Erklärung für die vielen Hauterkrankungen wie Akne, Schuppenflechte, Pilzerkrankungen oder Ekzembildung ist, die noch vor einigen Jahrzehnten relativ unbekannt waren. Durch die Tenside in den sauren Körperpflegeprodukten verliert die Haut nach und nach ihre natürliche Fähigkeit des Rückfettens. Sie trocknet aus und verlangt somit anschließend nach einer sauren Creme oder Körperlotion. Dabei begann doch alles mal basisch, denn schon die Römer, Altgriechen, Perser, Assyrer und Ägypter reinigten und pflegten sich mit basischen Mitteln wie Holzasche und Eselsmilch. Neben der Kernseife und basischen Duschgels, welche aber auch zum Teil bedenkliche Inhaltsstoffe enthalten, sind Seifen, die nach traditioneller Weise hergestellt werden, d.h. kalt gesiedet, gereift und überfettet, die beste Art, die Haut sehr gründlich und ohne schädliche Begleiteffekte zu reinigen. Ein weiterer positiver Nebeneffekt ist, dass durch die Überfettung der Seifen die Haut nach der Reinigung nicht mehr eingecremt werden muss. Neben der Kernseife gibt es noch Aleppo-Olivenölseife oder reine Pflanzenölseifen, die sich im basischen Bereich befinden. Die basischen Seifen lösen die Säuren aus den Hautzellen und die eigene Rückfettung dort wird wieder aktiviert. Hochwertige Naturseife wird durch das Sieden von Fetten und Natronlauge gewonnen. Basische Seifen enthalten nur pflanzliche Öle und dadurch das darin enthaltene natürliche Glyzerin, sind überfettet und werden nach der Herstellung noch gelagert, um zu reifen. Wenn dennoch das Bedürfnis besteht, die Haut nach dem Waschen noch zusätzlich zu pflegen, dann mit Pflegeprodukten ab einem ph-Wert von über 7 oder rein pflanzlichen Ölen. Ein optimaler ph-Wert für Pflegeprodukte sollte ca. 7,5 betragen, bei höheren Werten besteht dann wiederum die Gefahr, dass die Haut ausgetrocknet wird, da diese Produkte auf der Haut verbleiben. Pflanzliche Öle haben gegenüber mineralischen Ölen aus Erdöl den Vorteil, dass sie die Hautporen nicht verschließen, sondern das sie mit ihren Wirkstoffen in die Haut einziehen können.Wenn Sie sich nach einer basischen Hautreinigung wieder mit sauren Produkten eincremen, dann stoppt die Haut die Säureausscheidung. In Bezug auf die Haarpflege ist für die Kopfhaut bei der Reinigung ein basischer ph-Wert ebenfalls besser, für die Haarstruktur selbst allerdings ist ein saurer ph-Wert optimaler. Ein gute Lösung hier beidem gerecht zu werden ist Ghassoul, eine Tonerde aus Marokko, bei der Haar und Kopfhaut intensiv und tensidfrei gereinigt werden. So kann auch die Kopfhaut gut entsäuern und Haarprobleme wie Haarausfall (entsteht durch die Entmineralisierung der Haarwurzeln und Verschlackung der Kopfhaut), Schuppen (vermehrte Zellteilung durch Über-

säuerung), schnell fettende Haare (vermehrte Talgproduktion durch falsche Reinigung) oder auch trockene Haare (durch zu aggressive Tenside im Shampoo) sind damit gelindert oder auch bestenfalls behoben. Wenn Sie auf diese Art von tensidfreier Haarreinigung umsteigen, kann Ihr Haar anfangs schneller nachfetten oder auch schuppig werden, da sich Haar und Kopfhaut erst noch von den Tensid-rückständen aus den vorher benutzten Shampoos befreien müssen. Das kann ca. bis zu 4 Wochen dauern, aber danach sind die Haare locker, gut frisierbar und fetten wesentlich langsamer nach als vorher.
Menschen, die sich überwiegend basisch ernähren, benötigen in der Regel auch kein Deo mehr. Unangenehmer Körpergeruch entsteht durch zu viel Säure bildende Nahrung, vor allem durch tierisches Eiweiß. Die meisten Deos enthalten Aluminium, welches die Schweißdrüsen verschließt und so den sauren Körperschweiß in den Körper zurückdrängt, was schlimme Folgen haben kann, wie u.a. eine Begünstigung der Entstehung von Brustkrebs. Eine Alternative sind Deos aus dem naturkosmetischen Bereich, die auf Basis von Alkohol und Geruchshemmern aus ätherischen Ölen, wie Zitrusöl oder Farnesol, antibakteriell wirken, die Schweißausscheidung aber nicht unterdrücken, welches auch nie angestrebt werden sollte, da dies die „Klimaanlage" des Körpers ist und die Körpertemperatur und den Wasserhaushalt regelt. Wenn Sie sich eine Weile lang basenüberschüssig ernährt haben, werden auch Sie merken, dass Sie immer seltener zu einem Deodorant greifen müssen.
Bei Zahncreme achten Sie bitte darauf, dass kein Fluorid darin enthalten ist. Fluorid ist ein Gift, dass enzymabhängige Körpersysteme, wie das Immunsystem, die Verdauung, Blut, Atmung, Leber, Niere und das Gehirn negativ beeinflussen kann. Der beste Kariesschutz ist eine säurearme Ernährung, denn so haben Karies und auch Zahnstein wenig Chancen zu entstehen. Bitte putzen Sie sich nicht unmittelbar vor oder nach einer Mahlzeit die Zähne, sondern lassen Sie ca. eine halbe Stunde Pause dazwischen, weil durch die zu den Mahlzeiten im Speichel freigesetzten Verdauungsenzyme dieser saurer wird als einige Zeit danach und so der Zahnschmelz durch das Putzen direkt nach einer Mahlzeit noch zusätzlich angegriffen wird. Eine sehr gute Sache ist es außerdem, morgens direkt nach dem Aufstehen den Mundraum durch Ölziehen zu reinigen. Über Nacht hat dort eine Entgiftung über die Mundschleimhaut stattgefunden. Dies merken Sie daran, dass Sie morgens meist einen unangenehmen Geschmack im Mund haben. Für das Ölziehen benötigen Sie Bio-Sonnenblumen- oder Sesamöl. Nehmen

Sie davon einen Teelöffel in den Mund und ziehen das Öl für ca. 5 Minuten oder auch länger zwischen den Zähnen und im Mund hin und her. Danach spucken Sie es aus. Das Öl hat nun eine milchige Farbe, welches von den darin gebundenen Giften kommt. Gleich danach gründlich den Mund ausspülen und die Zähne putzen!

Vorteile basischer Kosmetik noch mal zusammengefasst:

-gründlichere, porentiefe Reinigung

-regt die Haut an, sich wieder selbst zu regulieren

-wirkt rückfettend und verbessert dadurch den natürlichen Feuchtigkeitsgehalt der Haut

-Ausleitung von Säuren über die Haut. Dadurch können Hauterkrankungen positiv beeinflusst, sowie auch der ganze Körper zusätzlich entlastet werden. Erscheinungen wie Cellulitis, Falten und Haarausfall können so gemildert werden

-durch die basische Hautreinigung entsteht ein ähnlicher Stafetteneffekt wie beim basischen Baden, d.h. die Unterhaut quillt leicht auf und leitet die Säuren über die Hautoberfläche zur Ausscheidung aus dem Körper

Basisches Baden – Die Badeosmose

Durch das Baden mit basischem Badesalz hat der Körper die Möglichkeit, überschüssige Säuren über die Haut auszuleiten. Grundlage hierfür ist ein physikalisches Gesetz, die Osmose des ph-Wertes.
Unter Osmose ist in diesem Fall der Stoffaustausch von Säuren und Basen gemeint.Wenn der ph-Wert auf zwei Seiten einer Membran unterschiedlich stark ist, so kommt es zum Ausgleich. Säuren und Gifte haben einen niedrigeren ph-Wert, sodass man sie durch das basische Baden aus dem Körper ziehen kann. Die Haut selbst hat einen ph-Wert von ca. 5,5, welches dem sogenannten Säureschutzmantel entspricht. Saure Stoffwechselprodukte werden durch den Stafetteneffekt in das Badewasser gezogen. Dieser Stafetteneffekt zeigt sich folgender Maßen: Erst wird durch das basische Badewasser die obere Hautschicht basisch, danach die Unterhaut und dann das Bindegewebe. Die Säuren werden also vom Bindegewebe in die Unterhaut gezogen und dann über die Oberhaut in das basische Badewasser ausgeleitet. Dieser Effekt beginnt allerdings erst nach einer Badedauer von ca. 45 Minuten. Die ideale Badedauer beträgt somit mindestens 60, besser noch 90-120 Minuten. Die Wassertemperatur sollte dabei nicht über 38 Grad liegen. Wenn man die Badetemperatur während des Badens absinken, d.h. kein warmes mehr Wasser nachlaufen lässt, dann werden damit noch mehr Säuren

aus dem Körper gezogen.
Idealer Baderhythmus: 1-2 Mal wöchentlich.

Anwendung:

Fügen Sie Ihrem Badewasser so viel basisches Badesalz hinzu, bis es einen ph-Wert von ca. 8,5 hat. Dies kontrollieren Sie mit den Indikatorstäbchen, mit denen Sie auch Ihren Urin kontrollieren können.
Basisches Badesalz erhalten u.a.im Drogeriemarkt (ist das dort am preiswertesten und vollkommen ausreichend), im Reformhaus, im Bioladen oder über die Apotheke (meistens nicht vorrätig, kann aber darüber bestellt werden).
Bitte achten Sie beim Kauf von basischem Badesalz darauf, dass nur Inhaltsstoffe wie Salz (Meersalz oder Himalajasalz), Sodium Bicarbonat (Natriumhydrogencarbonat), Sodiumcarbonat, Calciumcarbonat oder andere basische Mineralien enthalten sind. Vermahlene Edelsteine sind auch in Ordnung, machen das Produkt aber meist teurer dadurch. Ätherische Öle oder Pflanzenöle gehören nicht als Zusatz in ein basisches Badesalz, da sie zur Osmose (Säurenausgleich) nichts beitragen. Dieses wird allein durch die Carbonate und dem Salz als Hilfsstoff erreicht. Nach dem Baden ist es am besten, die Haut nur trocken zu tupfen, damit die restlichen Mineralien aus dem Badewasser noch auf der Haut antrocknen können, denn so ist sie dann in der Lage, noch weiterhin Säuren ausscheiden zu können. Ein weiterer positiver Effekt ist außerdem, dass die Haut so wieder lernt, sich selbst zu fetten, denn durch das basische Baden werden die Talgdrüsen angeregt, selbst wieder genügend hauteigene Lipide in dem richtigen Maße zu produzieren. Wenn Sie sich trotzdem noch nach dem Baden eincremen möchten, so verwenden Sie dafür ein pflanzliches Körperöl oder eine basische Körperlotion mit einem ph-Wert von ca.7,5, denn das Auftragen einer Körperlotion mit einem sauren ph-Wert würde eine weitere Säureausscheidung unterdrücken. Während des Badens ist es noch eine gute Angelegenheit, die Kopfhaut mit zu entsäuern, indem man den Kopf mehrmals unter Wasser taucht und anschließend die Kopfhaut massiert. Die Haare sollten dann nach dem Baden noch abgesäuert werden, z.B. durch eine Spülung mit Obstessig oder durch das Waschen mit einem sauren Haarshampoo auf naturkosmetischer Basis. Es empfiehlt sich, in die Nägel nach dem Baden ein Öl einzumassieren, weil diese durch das basische Badewasser spröde werden können. Die Gehörgänge sollten nach dem Baden mit einem Ohrlöffel (erhältlich in der Apotheke oder Drogerie) gereinigt werden, da der Ohrenschmalz während des Badens aufweicht und so dann gut entfernt werden kann.

Abbürstungen während des basischen Badens
Um die Haut während des basischen Badens dazu zu bringen, noch einiges mehr an Säuren auszuscheiden, können Sie Ihren Körper mit einer Badebürste (am besten aus Holz und mit Naturborsten) mehrmals abbürsten. Dies tun Sie mit bis zu 5, nicht zu kräftigen Bürstenstrichen in Richtung der jeweils am nächsten gelegenen "Körperabflüsse", die Stellen, an denen der Körper seine Ausleitungszonen hat. Dies sind einmal die Fußsohlen, die Handflächen, die Leisten und die Achseln.
Beginnen Sie folgendermaßen:

1. Den Fußrücken zu den Zehen bürsten, anschließend die Fußsohlen.
2. Dann von den Unterschenkeln zu den Knöcheln bürsten, die Knie und Kniekehlen in kreisenden Bewegungen abbürsten.
3. Dann die Oberschenkel zu den Leisten bürsten, dann das Bein wechseln. Rechts beginnen. Als nächstes die Unterarme bis zu den Fingern hin bürsten, die Oberarme zu den Achseln. Auch hier rechts beginnen, dann wechseln.
4. Den oberen Rücken, Schultern und Nacken in Richtung Achseln bürsten.
5. Die Brust wird innen beginnend kreisend in Richtung der Achseln gebürstet, die Brustwarzen werden dabei ausgespart.
6. Der untere Rücken wird von der Wirbelsäule entlang nach außen gebürstet, der Bauch im Uhrzeigersinn entlang des Dickdarmverlaufes.
7. Die Pobacken kreisförmig im Uhrzeigersinn bürsten.

Zum Schluss können Sie noch die Leber entlang des rechten untersten Rippenbogens von innen nach außen bürsten.

Basische Anwendungen mit basischem Badesalz

Neben dem basischen Baden gibt es noch weitere Möglichkeiten, den Körper über die Haut mit basischem Badesalz zu entsäuern. Hier einige Beispiele:

Basenpolster: Nach dem Duschen (idealerweise mit basischer Seife oder basischem Duschgel) reiben Sie Ihren Körper mit einem nassen Waschlappen, den Sie vorher in eine Lösung aus basischem Badesalz (auf 1 Liter warmes Wasser 1 TL basisches Badesalz auflösen) gelegt haben, ab. Danach die Flüssigkeit am Körper antrocknen lassen. So besteht die Möglichkeit, über die auf der Haut noch verbleibenden Mineralien weiter zu entsäuern. Bitte täglich, bzw. nach jedem Duschen anwenden und sich danach nicht eincremen, außer mit basischen Pflegeprodukten oder pflanzlichem Körperöl.

Wadenwickel: Bei Fieber nehmen Sie Baumwoll- oder Leinentücher, die Sie vorher in eine Lauge aus basischem Badesalz getränkt haben, und wickeln Sie um die Unterschenkel. Darüber wickeln Sie noch ein trockenes Tuch. Die Temperatur der basischen Lauge sollte nur knapp unter der Körpertemperatur liegen, keinesfalls aber unter 30 Grad. Lassen Sie die Körpertemperatur um nicht mehr als 2 Grad absinken und machen Sie unter 39 Grad noch keine Wickel!

Basische Socken: Ein Paar Socken aus möglichst hohem Baumwollanteil in basischer Lauge ca. 5 Minuten einweichen, auswringen und anziehen. Ziehen Sie ein Paar dickere Socken darüber und decken sich dann zu. Sie können damit auch schlafen, denn am nächsten Morgen sind die Socken trocken. Hilft gut bei kalten Füßen, Hornhaut und hat eine Entgiftungswirkung ähnlich wie die mit Essig und Kräutern gefüllten Detox-Pflaster.

Körperwickel: Sie können auch größere Tücher nehmen, sie in Lauge tränken und damit verschiedene Körperbereiche einwickeln, z.B. bei Halsschmerzen einen Halswickel machen oder zur Entgiftung auch den ganzen Körper einwickeln. Immer ein trockenes Tuch darüber wickeln und sich danach mit einer Decke zudecken. Das Wasser der Lauge sollte so etwa 38 Grad betragen und die generelle Dosierung liegt bei 1 Teelöffel pro Liter Wasser. Lassen Sie die Tücher immer ca. 5 Minuten lang in der Lauge einweichen, damit die Mineralien gut in den Stoff eindringen und diese dann wieder an die Haut abgegeben werden können. Nehmen Sie für die Wickel nur Tücher aus Naturfasern.

Cellutite Wickel: Bei Cellulitis besorgen Sie sich aus der Apotheke elastische Binden mit kurzem Zug. Diese tränken Sie mit der Lauge und wickeln sie dann ab den Füßen bis zur Hüfte straff um den Körper herum. Wickeln Sie sich dann in ein trockenes Handtuch ein, decken sich zu und verweilen so für 1-2 Stunden. Zur zusätzlichen Entgiftung können Sie sich noch eine Wärmflasche auf die Lebergegend legen.

Natriumhydrogencarbonat
Ein altes Hausmittel zur Entsäuerung

Natriumhydrogencarbonat (chemische Formel NaHCo3) oder auch als Kaisernatron, Bullrichsalz oder Baking Soda bekannt, ist ein altbewährtes Hausmittel, um den Körper von überschüssigen Säuren zu befreien. Es handelt sich hierbei um ein doppeltkohlensaures Natron und ist nicht zu verwechseln mit dem gefährlichen Ätznatron (chemische Formel hier NaOH) oder Natriumkarbonat (Soda = Na2CO3), welche nicht innerlich eingenommen werden dürfen. Natriumhydrogencarbonat hat die Eigenschaft, im Körper überschüssige Säuren zu binden und zu neutralisieren, indem es sie zu neutralen Salzen und Kohlensäure umwandelt. Es wird daher oft bei Sodbrennen eingesetzt, um Magensäure zu binden. Dies sollte aber nur kurzfristig eingesetzt werden, da die eigentliche Ursache für Sodbrennen oft ein Mangel an Magensäure ist und die Speisen aufgrund dessen nicht richtig verdaut werden können. Natron ist schon seit dem frühen Altertum bekannt und hat seinen natürlichen Ursprung in Ägypten im Tal Wadi Natrun, wo es heute noch natürliche Vorkommen davon gibt. Natriumhydrogencarbonat besteht neben Natron noch aus Soda, einem Mineral wasserhaltiger Carbonate. In Europa wird Natriumhydrogencarbonat heute aus Kochsalz gewonnen, indem Chlor gegen Karbonat ausgetauscht wird. Aufgrund seines hohen ph-Wertes hat Natriumhydrogencarbonat eine äußerst reinigende Wirkung, weshalb es auch im Haushalt sehr gute Dienste leistet. Es wirkt gut gegen Gerüche und löst auch hartnäckige Verschmutzungen. Gibt man Natron ins Kochwasser, nimmt es Kohl und Hülsenfrüchten seine blähende Wirkung. Eine sehr gute Einsatzmöglichkeit gibt es für Natriumhydrogencarbonat auch in der Körperpflege. Es ist zur Reinigung besonders für die Haut geeignet, die z.B. keine Seife verträgt, denn es macht die Haut wunderbar weich. Natriumhydrogencarbonat wird in der Schulmedizin auch schon seit einiger Zeit in der Krebstherapie eingesetzt, denn Forscher haben entdeckt, dass das Bicarbonat Krebszellen aufweichen kann. Ebenso wird es gegeben, um die Nebenwirkungen von Chemotherapie oder Bestrahlungen auf die Organe abzupuffern. Durch die Erhöhung des ph-Wertes im Körper ins Basische, wird den Krebszellen damit auch ihre Lebensgrundlage entzogen, d.h. das diese nur in einem sauren Milieu existieren können, wie es ebenso bei Pilzen der Fall ist. Pilzinfektionen werden auch als Auslöser von Krebserkrankungen angesehen, da Pilze wie der Candida Albicans (weißer Hefepilz) eine zerstörerische Kraft bis

in die tieferen Gewebeschichten haben und dort das Entstehen von Tumoren in Gang bringen.
Wird Natriumhydrogencarbonat innerlich in zu hohen Mengen eingenommen, dann kann es zu folgenden Symptomen kommen: Aufstoßen, Völlegefühl, Blähungen, Bauchschmerzen, Durchfall Übelkeit und Erbrechen. Durch eine Überdosierung kommt es zu einer ungünstigen Beeinflussung des Wasserhaushaltes im Körper und es wird zu viel Kohlendioxid freigesetzt.
Nebenwirkungen bei langfristiger Einnahme: Wird Natriumhydrogencarbonat langfristig eingenommen, kann sich der Natrium-Spiegel im Blut erhöhen und der Calcium-Spiegel erniedrigen. Calciummangel führt zu Muskel- und Wadenkrämpfen, während ein erhöhter Natrium-Spiegel Bluthochdruck verursacht. Bei der Einnahme wird auch der ph-Wert des Urins immer alkalischer, sodass es bei langfristiger Einnahme zu Nierensteinen kommen kann.

Anwendungen für Schönheit und Gesundheit:
Entsäuerungsbad: 250g Natriumhydrogencarbonat für ein Vollbad in die Badewanne geben und bei max. 38 Grad mindestens 60 Minuten baden. Zwischendurch den Körper abbürsten, um die Entsäuerung noch zu unterstützen.
Müde und schmerzende Füße: In einem Fußbad mit 10 l Wasser und 3 Tl Natriumhydrogencarbonat die Füße mindestens 15 min. baden.
Karies und Mundgeruch: Den Mund mit Wasser und 1 Tl aufgelösten Natriumhydrogencarbonat spülen.
Insektenstiche: Natriumhydrogencarbonat mit etwas Wasser zu einem Brei verrühren und auftragen.
Deo: Nach dem Waschen die Achselhöhlen mit etwas Natriumhydrogencarbonat einreiben oder aufgelöst in Wasser in einem Zerstäuber unter die Achseln sprühen.
Hautwaschungen: 1 Tl Natriumhydrogencarbonat in 1l Wasser auflösen und die Haut damit abwaschen, antrocknen lassen und nicht nachspülen.
Aufstoßen: ½ Tl Natriumhydrogencarbonat in einem ¼ l warmen Wasser auflösen und trinken. Nicht unmittelbar vor oder nach den Mahlzeiten einnehmen (min. 30 Min. Abstand lassen).
Grippe und Erkältungen: ½ bis 1 Tl Natriumhydrogencarbonat mit Wasser mischen und über mehrere Tage hinweg mehrmals täglich trinken.

Energie-Drink: ½ Tl Natriumhydrogencarbonat mit Melasse, Ahornsirup oder Agavendicksaft mischen und in ¼ l warmes Wasser einrühren und trinken. Nicht nach 15 Uhr zu sich nehmen!

Mit Natriumhydrogencarbonat können Sie außerdem auch alle äußerlichen Anwendungen machen, für die Sie auch das basische Badesalz verwenden, denn Natriumhydrogencarbonat ist meistens ein Bestandteil des Badesalzes.

Schlackenlösung durch Schröpfmassage

Zur Behandlung hartnäckiger Problemzonen, z.B. an Oberschenkeln, Po, Bauch und Oberarmen ist eine Schröpfmassage mit einem Saugglockenmassagegerät (z.B.von Vaculift) eine gute Hilfe. Das Schröpfen ist ein seit Jahrtausenden bewährtes Naturheilverfahren, das seinen Ursprung in der traditionellen chinesischen Medizin und im Ayurveda hat und bis heute immer noch sehr erfolgreich in der Naturheilkunde angewandt wird. Es handelt sich hierbei um eine ganzheitliche Behandlungsmethode, die die körpereigenen Selbstheilungskräfte anregt, indem durch das Aufsetzen von erwärmten Schröpfgläsern ein Vakuum auf der Haut erzeugt wird, um so die krankmachenden Gifte aus dem Körper auszuleiten, die sich dann in den Gläsern sammeln. Mit der Schröpfmassage hat man eine effektive und kostengünstige Methode, um sich zu Hause auch selbst zu entgiften, bzw. entschlacken zu können.
Anwendung: Die Haut wird dazu vor der Massage mit einem reichhaltigen Körperöl, wie z.B. Oliven-, Avocdo-, Sanddorn- oder Rizinusöl eingerieben und die Saugglocke dann auf der zu behandelnden Stelle angesetzt, um so mit dem sich am Gerät befindenden Saugball ein Vakuum zu erzeugen, dass dann die Haut in die Glocke zieht. Mit dem Massagegerät wird nun kreisförmig massiert, bis die Haut rosig wird, bzw. sich leicht rötet. Danach wird an einer anderen Stelle weiter massiert, denn wenn Sie zu lange auf derselben Stelle massieren, besteht die Gefahr, dass sich dort ein Hämatom bildet. Die Haut wird durch die Schröpfmassage besser durchblutet und mit Sauerstoff angereichert, der Lymphfluss wird angeregt und somit können Schlacken mobilisiert und abtransportiert werden, was Sie dadurch spüren werden, dass Sie nach der Anwendung häufiger zur Toilette müssen.
Idealerweise machen Sie die Schröpfmassage 3 Mal wöchentlich, können sie aber auch täglich anwenden, nachdem die Haut sich erst einmal daran gewöhnt hat. Diese Art von Massage ist auch sehr hilfreich bei Verspannungen im Rücken-, Schulter- und Nackenbereich.
Die Schröpfmassage ist nicht geeignet für Schwangere, Menschen mit Nierenleiden und Blutgerinnungsstörungen. Wenn Sie unter Herz-Kreislauferkrankungen leiden, sollten Sie erst sehr vorsichtig mit der Massage beginnen. Es sollte nicht auf frischen Narben (erst nach 6 Wochen) und offenen Wunden massiert werden.

Hauterkrankungen, Cellulitis, Falten und Haarausfall

Die Haut ist, als Organ getrachtet, das größte, das der Mensch hat. Sie kann je nach Körpergröße und Gewicht eine Oberfläche von bis zu 2 Quadratmeter haben und beträgt ca. 16% des Körpergewichts. Sie ist aufgebaut aus der Oberhaut (Epidermis), vorüber sich noch die Hornschicht befindet, der Lederhaut (Dermis) und der Unterhaut (Subcutis), die noch Fett- und Bindegewebeanteile enthält. Die Haut im Körperinneren wird als Schleimhaut bezeichnet. Die Haut dient dem Körper als Schutz, reguliert die Temperatur und den Wasserhaushalt durch Schwitzen und ist auch Sinnes- und Ausscheidungsorgan. Erkrankt die Haut, so ist dies ein Zeichen, dass im Inneren des Körpers etwas nicht in Ordnung ist. Bei allen Hauterkrankungen ist davon auszugehen, dass es sich dabei auch immer um eine Störung im Darm handelt, denn der Darm versinnbildlicht seinen inneren Zustand auf der Haut. Ist die Haut entzündet, so ist davon auszugehen, dass diese Entzündung dann auch im Darm sitzt. Bei Unreinheiten auf der Haut kann somit eine Reinigung des Darms, mit anschließendem Aufbau der Darmflora, welches man auch als Darmsanierung bezeichnet, und das Weglassen von ausscheidungsunterdrückender Kosmetik der Haut so wieder zu einer Gesundung verhelfen. Wer dann seine Ernährung noch basenüberschüssig umstellt, der erweist Haut und Darm damit ebenfalls eine ungeheure Entlastung. Die Haut sollte stets basisch gereinigt werden, damit sie sich wieder selbst regulieren kann und ihren Fett-und Feuchtigkeitshaushalt allein ausgleicht, sodass anschließende Pflegeprodukte, auch bei sonst eher trockener Haut, sehr sparsam dosiert oder auch ganz weggelassen werden können. Erste Wahl bei der Reinigung problematischer Haut ist immer noch Kernseife oder reine Pflanzenölseife, z.B. auf Basis von Olivenöl (besonders bei einer eher trockenen Haut), die einen basischen ph-Wert von ca. 9 hat und die Haut somit sehr gründlich reinigt. Eine anschließende Pflege sollte nur mit Produkten erfolgen, die einen basischen ph-Wert haben, da sonst die Haut wieder am Ausscheiden gehindert wird. Ideal ist bei Pflegeprodukten ein ph-Wert von ca. 7,5. Basische Bäder bringen bei vielen Hauterkrankungen eine enorme Entlastung für die Haut und auch für den säurebelasteten Körper. Er wird auf diese Weise dazu gebracht, die Säuren, die er sonst über die Ausscheidungsorgane entgiften muss, organschonend über die Haut ins Badewasser auszuleiten. Solche basischen Bäder haben auch einen positiven Effekt auf Cellulitis und Falten. Die eingelagerten

Schlackendepots in der Haut, die den Körper verformen und Cellulitis verursachen, können so nach und nach aufgelöst werden, wenn auch zusätzlich noch die Ernährung auf basenüberschüssig umgestellt wird. Falten entstehen durch Säureeinlagerungen unter der Haut, die die collagene Struktur zerstören. Säure verätzt und dünnt das Bindegewebe aus und so kommt es zu den unerwünschten Hautüberschüssen. Durch Ausleitung dieser Säuren und ausreichender Mineralisierung des Körpers verbessert sich auch dies wieder auf natürliche Weise. Eine andere unbeliebte Erscheinung, die viele Menschen, vor allem Männer betrifft, ist Haarausfall. Da die Haarwurzeln auch aus Mineralien bestehen, baut der Körper in Falle der Übersäuerung auch dort das ab, was er zur Aufrechterhaltung des ph-Wertes des Blutes braucht. Ist die Kopfhaut verschlackt, können die Haarwurzeln nicht mehr ausreichend mit Nährstoffen versorgt werden. Sind die Haarwurzeln mit Mineralien unterversorgt, fällt das Haar aus. Werden dem Körper wieder genügend Mineralien zugeführt, sodass sie dort wieder gespeichert werden können, besteht auch wieder die große Chance, dass neue Haare nachwachsen. Die Haarwurzel ist also nicht tot, wie oft behauptet wird, sondern nur unterversorgt gewesen. Lediglich im Fall einer Vernarbung der Kopfhaut, so wie es bei Brandverletzungen der Fall ist, ist die Haarwurzel nicht mehr regenerierbar. Im Fall der Schuppenbildung zeigt sich die Übersäuerung des Körpers durch die beschleunigte Zellteilung der Kopfhaut, durch die der Körper versucht, seine Säuren loszuwerden. Diese Zellteilung ist physiologisch und die Hautoberfläche erneuert sich so komplett etwa alle 28 Tage, indem alte verhornte Hautzellen abgestoßen werden und neue aus der unteren Hautschicht nachrücken. Im Alter aber verlangsamt sich dieser Prozess. Im Normalfall bemerken wir diese Zellteilung nicht; bei der beschleunigten Zellteilung allerdings fällt dies durch die sichtbare Schuppenbildung auf.

Hautausschläge (Ekzeme) werden oft mit Salben behandelt, womit man der Haut meistens keinen guten Dienst erweist, denn viele Salbengrundlagen sind auf Mineralölbasis aufgebaut, wie Paraffinum Liquidum, Vaseline oder auch aus dem tierischem Wollwachs Lanolin. Aufgrund ihrer grob molekularen Struktur verschließen diese Art von Fette die Hautporen und verhindern so, dass die Haut entsäuern kann. Die Haut wird dadurch regelrecht abgedichtet und anstatt die krankmachenden Säuren aus dem Körper auszuleiten, was sie physiologisch zur Heilung führen würde, werden diese wieder ins Körperinnere zurückgedrückt. Dies bietet dem Körper eine "gute" Basis dafür, aus einer Übersäuerung eine chronische Krankheit entstehen zu lassen. Bei entzündlichen Hautausschlägen bietet Johannis-Krautöl auf der Basis von Olivenöl stets eine gute Hilfe, bei nicht offenen Hautstellen sorgen basische Wickel für Linderung. Die Haut macht durch viele Symptome deutlich, dass der Stoffwechsel im Körper überlastet ist, sodass Lunge, Darm und Nieren das Ausscheiden der Säuren allein nicht mehr schaffen und nun die Haut verstärkt mithelfen muss. Sie zeigt dies durch vermehrte Ausscheidungen wie z.B. übermäßige Schweißbildung, Akne, Schuppen oder auch durch Ablagerungen wie Geschwülste, Cellulitis, Lipome, Fibrome und Warzen. Andererseits reagiert die Haut auf Stoffwechselbelastungen auch dadurch, dass sie sich durch den Mineralienmangel in ihrer Struktur ausdünnt und dadurch selbst verätzt. Die Anzeichen hierfür sind Falten, Krampfadern, Neurodermitis, Schwangerschaftsstreifen und Bindegewebsschwäche bis hin zu Leistenbrüchen.

Gesundheit und Vermarktung

Die Gesundheit ist unser kostbarstes Gut, deshalb lautet ein bekanntes Sprichwort auch „Gesundheit ist zwar nicht alles, aber ohne Gesundheit ist alles nichts“ (Arthur Schopenhauer). Ein ganzer Wirtschaftszweig hat sich auf diesem Sektor aufgebaut und neben der pharmazeutischen Industrie wird auch der Markt für Beauty und Wellness immer größer und wirbt mit dem gesundheitlichen Effekt der Produkte, Geräte und Anwendungen. Das Gleiche gilt ebenso für das immer größer werdende Angebot der Nahrungsergänzungen, wobei der Eindruck entsteht, dass es ohne nicht mehr geht und das eine “normale gesunde Ernährung” nicht mehr ausreicht. Sogar bei vielen Kosmetikprodukten wird mit der Gesunderhaltung und Gesundung der Haut geworben, wobei mit den meisten Produkten, aufgrund ihrer überwiegend synthetischen und bedenklichen Inhaltsstoffe meist das genaue Gegenteil erzielt wird, für das Menschen auch noch bereit sind, teures Geld zu bezahlen. Die Vermarktungsstrategien der Hersteller funktionieren meistens gut, weil der Verbraucher zu wenig über die Inhaltsstoffe und deren Nebenwirkungen weiß. Wer als Hersteller über genügend Budget verfügt, der kann teure Werbekampagnen schalten und so seine Produkte gut dastehen lassen. In der Kosmetikindustrie wird seit einigen Jahrzehnten der saure ph-Wert von Kosmetikprodukten als gesund beworben und hat somit die basische Körperpflege, die mit wenig Produkten auskommt und sich somit schlecht vermarkten lässt, nahezu vom Markt verdrängt. Durch die Etablierung der sauren Kosmetik wird das Sortiment der unterschiedlichsten Mittel immer größer, denn wenn die Haut nicht gründlich genug gereinigt wird, was bei saurer Kosmetik der Fall ist, so ist es notwendig, dass die dadurch entstehenden Auswirkungen wie unreine, zu trockene, zu fettige oder zu schnell alternde Haut mit immer mehr und immer neuen Mitteln wieder auszugleichen. Eine gründliche Hautreinigung, die erst ab einem ph-Wert von 7 beginnt, hat zur Folge, dass die Talgdrüsen der Haut die Hautfeuchtigkeit wieder selbst regulieren können und somit eigentlich keine weiteren Pflegeprodukte mehr notwendig sind. Wer dennoch das Gefühl hat, dass die Haut nach der Reinigung Pflege braucht, der sollte dies mit natürlichen Ölen oder Cremes mit natürlichen Inhaltsstoffen tun. Sogenannte Naturkosmetik ist allerdings meist auch auf einen sauren ph-Wert von 5,5 eingestellt, welches bedeutet, dass die Haut hier auch an der Säureausscheidung gehindert wird. Der Vorteil von Naturkosmetik ist jedoch der, dass sie meistens weniger bedenkliche Inhaltsstoffe enthält, wobei hier auch erwähnt werden muss, dass die Bezeichnung „Naturkosmetik“ nicht geschützt ist und wer auf Nummer sicher gehen will, der sollte, genau wie bei jedem Lebensmittelfertigprodukt, auf die Zutatenliste bzw. auf die INCI Bezeichnung der Inhaltsstoffe schauen, die seit den 80 er Jahren auf jedem Produkt vermerkt sein müssen. Basische Naturkosmetik ist hier die beste Alternative, für diejenigen, denen Kernseife zu spartanisch ist. Kernseife weist einen ph-Wert von ca. 9 auf und besteht aus natürlichen Ölen, wie Palmkernöl oder Olivenöl. Die frühere Variante aus Rindertalg wird heute meist eher seltener angeboten. Gute Kern- oder Pflanzenölseifen erhalten Sie z.B. im Bioladen.

In Bezug auf die richtige Ernährung zeigt sich seit einiger Zeit der Trend, dass eine eiweißüberschüssige Ernährung mit wenig Kohlenhydraten, gerade auch bei Menschen, die ihr Gewicht reduzieren wollen, das optimale ist. Dass das Abnehmen mit eiweißhaltiger Ernährung funktioniert, ist physiologisch gut erklärbar, da bei eiweißhaltiger Nahrung weniger Insulin ausgeschüttet wird, als bei kohlenhydrathaltiger und eine Insulinausschüttung die Fettverbrennung hemmt. Nicht beachtet wird hier allerdings, dass eiweißhaltige Nahrung, vor allem tierisches Eiweiß, bei der Verstoffwechselung Säuren hinterlässt, die durch Basen wieder ausgeglichen werden müssen, damit der Körper nicht in die Übersäuerung gerät. Gute Basen Lieferanten wie z.B. Kartoffeln oder süße reife Obstsorten werden fälschlicherweise oft als Dickmacher deklariert. Bei den Dickmachern unter den Kohlenhydraten muss ganz klar

unterschieden werden, um welche es sich handelt. Zu den dick machenden Kohlenhydraten zählen die einfachen und konzentrierten, die im Stoffwechsel Säure hinterlassen, wozu alle einfachen Zuckerarten wie Haushaltszucker, der sogenannte weiße Zucker, alle Kohlenhydrate aus Getreide, besonders die aus Auszugsmehl, gehören. Dieses alles sind nährwertarme Kohlenhydrate, die auch noch einen hohen glykämischen Index aufweisen, welcher eine hohe Insulinausschüttung bewirkt und somit die Fettverbrennung bremst. Wenn diese auch noch mit Fett verzehrt werden, egal ob mit guten oder schlechten Fetten, dann geht dieses gleich direkt auf die Hüften. Als Merkregel hier ein Beispiel: Nudeln mit Sahnesoße = Dickmacher; als Alternative: Pommes, aus dem Backofen, oder Kartoffelauflauf mit (mäßig) Sahne = Schlankmacher.
Den konzentrierten Fruchtzucker aus Trockenfrüchten kann der Körper gut verstoffwechseln, indem er sich daraus Mineralstoffe holt und Basen bildet. Als Merkregel hier: Alles was von Natur aus Zucker enthält bildet im Körper Basen, weil er dadurch mit Mineralien versorgt wird und ihm nicht, wie bei den nährwertarmen Kohlenhydraten durch die Säure bildenden Eigenschaften, wie es bei weißem Zucker der Fall ist, diese entzogen werden. Wer bei seiner täglichen Ernährung die Basenüberschüssigkeit berücksichtigt, der ist auf einem sehr guten Weg. Viele frische und wenig verarbeitete Nahrungsmittel, ohne schädliche Zusatzstoffe sind die Basis für eine optimale Ernährung, um gesund älter zu werden, chronische Krankheiten positiv zu beeinflussen und zu seinem persönlichen Idealgewicht zu finden. Nahrungsergänzungsmittel können hier in besonderen Fällen die Ernährung noch mal zeitweise sinnvoll unterstützen, weil viele Erkrankungen und Beschwerden auf einen Vitamin- oder Mineralstoffmangel zurückzuführen sind. Dabei sollte stets darauf geachtet werden, dass sie natürlichen Ursprungs sind und keine synthetischen Zusatz- oder unnötigen Füllstoffe wie z.B. Laktose oder Süßungsmittel enthalten. Nur so ist gewährleistet, dass der Körper seinen vollen Nutzen daraus ziehen und alle Nährstoffe auch aufnehmen kann. Dies wird dann als hohe Bioverfügbarkeit bezeichnet und ist logisch nachvollziehbar, da der Mensch ja auch natürlich entstanden ist. Zwar lassen sich Vitamine im Labor synthetisch nachbauen, die Bioverfügbarkeit eines natürlichen Mittels kann jedoch nie erreicht werden, da es zwischen synthetischen und natürlichen Vitaminen strukturelle Unterschiede im Aufbau der Elemente gibt, die zwar oft nur minimal sind, vom Körper aber erkannt werden, da dieser physiologisch auf natürliche Nahrung programmiert ist. Eine Gefahr der Überdosierung bei natürlichen Vitaminen

ist in der Regel nicht gegeben, da der Körper ein Zuviel gefahrlos wieder ausscheiden kann, lediglich bei den fettlöslichen Vitaminen sollte, wie z.B. bei Beta Carotin (eine Vorstufe des Vitamin A) darauf geachtet werden, dass es als Nahrungsergänzung nicht überdosiert wird, da es sich in der Leber anlagern kann und diese bei Überdosierung schädigt. Außerdem wurde bei Rauchern festgestellt, dass es bei einer Überdosierung zu einer Erhöhung der Gefahr an Lungenkrebs zu erkranken kommt, da Beta Carotin sich auch in der Lunge anlagert.

Warum der Magen sauer sein muss

Der ph-Wert des Magens liegt im Idealfall bei ca.1,2 und schüttet im Laufe des Tages etwa 6 Liter an Verdauungssäften aus den Belegzellen des Magens, des Darms, der Bauchspeicheldrüse und der Galle aus. Magensäure muss ausreichend ausgeschüttet werden, damit Eiweiß verdaut und Mineralien und Vitamine, vor allem auch das Vitamin B12 aufgenommen und verstoffwechselt werden können. Um Vitamin B12 aufnehmen zu können, schütten die Belegzellen des Magens den sogenannten Intrinsicfaktor, ein Eiweißmolekül, aus, damit es über den Dünndarm aufgenommen werden kann. Wenn dieser Faktor fehlt, dann entsteht daraus eine perniziöse Anämie, die letztendlich auch zum Tode führen kann. Vitamin B12 ist vor allem notwendig für den Aufbau der roten Blutkörper. Die weiteren Aufgaben sind die Versorgung des Nervensystems, diverse Stoffwechselfunktionen und die Unterstützung der Leber bei der Entgiftung. Vitamin B12 kann auch in der Leber bei ausreichender Versorgung gespeichert werden. Eine weitere Voraussetzung zur Aufnahme von Vitamin B12 ist eine intakte Dünndarmschleimhaut. Bei Einnahme von Medikamenten wie Anti-biotika, der Pille, Säureblockern, Cortison, Antihistaminika und Antidiabetika ist die Aufnahme herabgesetzt. Bei Krankheiten des Nervensystems wie Parkinson, Alzheimer, Demenz, Depressionen kann von einem Vitamin B12 Mangel als eine der Ursachen ausgegangen werden. Schilddrüsen- und Darmerkrankungen wie Morbus Crohn und Colitis Ulcerosa oder einer Besiedlung der Magenschleimhaut mit Heliobakter Bakterien verursachen ebenso einen Vitamin B12 Mangel. Vitamin B12 ist nur in tierischen Lebensmitteln wie Fleisch, Fisch, Eiern und Milchprodukten enthalten. Das in Hefe, Algen und Sauerkraut enthaltene Vitamin B12 kann vom menschlichen Stoffwechsel nicht verwertet werden. Vitamin B12 ist hitzelabil, d.h.

bei einer Erhitzung von Fleisch, Fisch, Eiern und Milchprodukten aus pasteurisierter Milch, werden bis zu 80% davon zerstört. Deshalb enthalten z.B. luftgetrockneter Schinken oder auch Milchprodukte aus Rohmilch mehr Vitamin B12. Das liegt daran, dass das Vitamin B 12 über sogenannte Mikroorganismen im Darm der Tiere hergestellt wird. Für Nahrungsergänzungsmittel wird Vitamin B12 über gezüchtete Bakterienstämme hergestellt. Eine orale Einnahme über Lutschtabletten kann einen Mangel in der Regel gut ausgleichen, da der Wirkstoff über die Mundschleimhaut in den Blutkreislauf gelangt und dies gerade bei nicht intaktem Darm von Vorteil ist. Wenn das zu sich genommene Vitamin B12 über den Darm nicht verwertet werden kann, entsteht immer ein Mangel, egal wie viel man davon zu sich nimmt. Symptome für Vitamin B12 Mangel können neurologische Ausfallerscheinungen und Verdauungsstörungen wie Blähungen, Völlegefühl und Stuhlunregelmäßigkeiten sein. Ob ein Mangel vorliegt, kann durch einen Methyl-Malonsäure-Konzentration Test festgestellt werden. Dieser Test zeigt, ob ein zu hoher Vitamin B12 Spiegel in Blut oder Urin vorhanden ist. Dies ist dann ein Indiz dafür, dass es von den Körperzellen nicht aufgenommen und verstoffwechselt wird. Bei der veganen oder vegetarischen Lebensweise stellt die Versorgung mit Vitamin B12 ein großes Problem da, weil es dem Körper nur über tierische Nahrungsmittel zugeführt werden kann und es sich bei dem pflanzlichen Vitamin B12 aus Hefe, Sauerkraut oder Algen um sogenannte Analoga handelt, die der Körper nicht verwerten kann, sodass in den überwiegenden Fällen dieser Ernährungsformen mit entsprechenden Nahrungsergänzungen substituiert werden muss. Oft ist auch im fortgeschrittenen Alter ein Vitamin B12 Mangel bei vielen Menschen festzustellen, welches daran liegt, dass die Produktion der Verdauungssäfte nachlässt, da sich diese im Laufe des Lebens immer mehr erschöpft. Deshalb ist es wiederum wichtig, sich basenüberschüssig zu ernähren, da so die Produktion der Verdauungssäfte geschont wird und dies gerade auch bei einer nicht zu eiweißlastigen Ernährung, welches für tierisches, ebenso wie für pflanzliches Eiweiß gilt, weil der Magen so weniger Salzsäure produzieren muss. Wenn Sodbrennen auftritt, ist dies ein Indiz dafür, dass der Magen schon nicht mehr genug davon produziert, um die aufgenommene Nahrung verdauen zu können. Die Essensreste bleiben somit länger im Magen liegen, fangen an zu gären und produzieren dadurch wiederum Säuren, die dieses saure Aufstoßen verursachen. Die oft dafür verschriebenen Säureblocker verschaffen zwar Linderung, das eigentliche Problem ist aber ein Mangel an

Magensäure. Bei basenüberschüssiger Ernährung, die wenig Säure bildenes Eiweiß enthält, wird weniger Magensäure zur Verdauung benötigt, sodass sich die Magendrüsen nicht so schnell erschöpfen.

Verdauung und Enzyme

Über die Nahrung gewinnt der Körper Energie. Dafür muss die Nahrung gekaut und durch Enzyme chemisch zerlegt werden. Enzyme, auch Fermente genannt, sind Eiweiße, die die chemischen Reaktionen im Körper beschleunigen, ohne sich selbst dabei zu verändern. Es sind sogenannte Biokatalysatoren. Coenzyme unterstützen diese Enzyme bei ihrer Arbeit. Bei Coenzymen handelt es sich hierbei nicht um Eiweiße, sondern um Abspaltungen aus Vitaminen, die sich durch chemische Reaktionen verändern. Die Bauchspeicheldrüse bildet zum Verdauen der Nahrung etwa 1,5 Liter Verdauungssaft, den sie in den Dünndarm leitet, um den aus dem Magen kommenden sauren Speisebrei zu neutralisieren. Dieser Verdauungssaft muss basisch sein, damit die darin enthaltenen Verdauungsenzyme Fette, Eiweiße und Kohlenhydrate aufspalten können. Durch die Peristaltik, das rhythmisches Zusammenziehen und Erschlaffen der Muskulatur des Magen-Darm-Traktes, wird der Nahrungsbrei über den Magen, den Zwölffingerdarm in den Dünndarm geleitet, wo die Nährstoffaufnahme stattfindet. Diese Nährstoffe werden in Moleküle zerlegt, die die Darmschleimhaut passieren und so über deren Blut- und Lymphgefäße in den Blutkreislauf gelangen. Über den Blutkreislauf gelangen die Nährstoffe zu den Zellen, um dort zur Energiegewinnung und für den Auf-und Abbau von körpereigenem Gewebe genutzt zu werden.

Chronische Erkrankungen

Damit eine Erkrankung chronisch werden kann, muss über einen längeren Zeitraum hinweg der Säure-Basen-Haushalt gestört gewesen sein. Oft beginnt eine chronische Erkrankung mit leichten Befindlichkeitsstörungen, die zuerst ignoriert werden. Werden diese dann schlimmer und dauern über einen längeren Zeitraum an, so geht man zum Arzt und meist gibt es dann ein rezeptpflichtiges Medikament, welches eine Zeit lang eingenommen wird, womit die Beschwerden zeitweisc gelindert werden. Hierbei kann man aber in keinster Weise von einer Heilung sprechen, sondern lediglich von einer zcitweiligen Verbesserung der Lebensqualität, denn es werden somit ausschließlich Symptome unterdrückt. Dabei reicht oft schon eine andere Lebens- und Ernährungsweise aus, um auf Medikamente verzichten zu können. Hier einige Beispiele von Erkrankungen, bei denen ein gestörter Säure-Basen-Haushalt eine entscheidende Rolle bei der Entstehung oder Verschlechterung der Krankheit darstellt:

Diabetes Mellitus TypII: Durch eine über längere Zeit hinweg saure Stoffwechsellage kann das Hormon Insulin nicht mehr ausreichend verwertet werden, um den Blutzucker in die Körperzellen zu bringen. Der Körper braucht nun synthetisches Insulin in Form von Tabletten oder als Spritze, um somit den Zucker in die Körperzellen zu bringen und ihn so zur Energiegewinnung nutzen zu können.

Krebs: Die Körperzcllen sind so übersäuert, dass sie in einen regelrcchten Gärungszustand geraten. In diesem Zustand können die Körperzellen leicht entarten und Tumore bilden.

Allergien: Durch falsche Ernährungsgewohnheiten ist der Nahrungsbrei aus dem Darm zu säurehaltig und schädigt somit die Darmschleimhaut, die nun durchlässig wird und Allergene aus der Nahrung, ohne sie vorher zu neutralisieren, in den Blutkreislauf kommen lässt. Es kommt zu einer Freisetzung von Histamin und somit zu den bekannten allergischen Reaktionen, wie Schwellungen, Juckreiz, Rötungen, Bauchschmerzen und Darmbeschwerden.

Rheuma: Das über längere Zeit hinweg übersäuerte Bindegewebe verhärtetet immer mehr und bildet Kristalle, die die in das Bindegewebe endenden Nervenfasern reizen und somit kommt es zu Schmerzen.

Bluthochdruck: Die Fließgeschwindigkeit des Blutes ist durch Übersäuerung herabgesetzt, das Herz muss nun seine Druckleistung erhöhen, um den Körper zu versorgen

Cholesterinerhöhung: Der Körper baut aus den Gefäßen Mineralien ab, um sie für die Aufrechterhaltung des ph-Wertes im Blut zur Säureneutralisation zu nutzen. Es entstehen Löcher in den Gefäßen, wodurch der Körper seine Cholesterinproduktion erhöhen muss, um diese Löcher mit dem Cholesterin wieder zu verschließen.
Hauterkrankungen: Der im Inneren stark übersäuerte Körper versucht sich nun damit zu entlasten, in dem er jetzt verstärkt Säuren über die Haut ausscheidet. Die stark säurehaltigen Ausscheidungen führen zu Verätzungen auf der Haut und es kommt zu Ekzemen oder anderen Hautsymptomen
Gelenkerkrankungen: Säure frisst Kalk und somit baut ein übersäuerter Körper Mineralien aus Knochen und Knorpel ab, wodurch es zum Abbau von Knochen- und Knorpelgewebe kommt. Ist die Flüssigkeit in den Gelenksspalten übersäuert, kommt es zu Entzündungen und Schmerzen.
Ödemerkrankungen: Der Körper hält durch die Übersäuerung Wasser im Körper zurück, um so zu seinem Schutz die Säuren verdünnen zu können.
Psychische Erkrankungen: Die Flüssigkeit im Gehirn (Liquor) hat einen basischen ph-Wert und deshalb kommt es bei einer sauren Stoffwechsellage im Gehirn dazu, dass Hormone und Botenstoffe, die für eine psychische Stabilität sorgen, nicht mehr richtig wirken können.

Heilkrisen

Viele Menschen machen die Erfahrung, dass wenn sie anfangen gesünder zu leben, es ihnen zwischendurch immer wieder mal schlechter geht. Das liegt oft daran, dass der Körper auch mal heftige Reaktionen braucht, um sich wieder selbst heilen zu können. Wer chronisch krank ist und anfängt seinen Körper von innen zu reinigen, in dem er natürliche Entgiftungsmaßnahmen anwendet, seine Ernährung umstellt und mehr Bewegung in sein Leben einbaut, der wird auch oft von sogenannten Heilkrisen begleitet. Viele Menschen brechen dann ihr neues Gesundheitsprogramm wieder ab und verfallen zurück in ihren alten Lebensrhythmus mit ungesunden Ernährungs- und Lebensgewohnheiten, weil sie der Meinung sind, dass ihr neues und wahrscheinlich erst einmal anstrengenderes Leben doch nicht die Erfolge bringt, die sie sich davon erwartet haben. Dabei ist es physiologisch gut erklärbar, warum der Körper so reagiert, denn wenn er erst einmal anfängt, dass loszulassen, was ihn letztendlich krank gemacht hat, dann bekommt man das eigentliche Ausmaß seiner vergangenen falschen Lebensweise zu spüren. Viele Menschen kennen dieses auch als Symptom von Kopfschmerzen beim Fasten, welches eine typische Entgiftungserscheinung ist. Die Erkrankung, die man eigentlich loswerden will, verschlimmert sich, vielleicht auch zu einem so schlimmen Zustand, wie er vorher noch nie da war. Wer die Kraft hat, dieses aushalten und durchstehen zu können, der hat sehr gute Chancen auf eine vollständige Ausheilung der Krankheit. Der Glaube daran, dass alles so gut ist, wo man sich doch schlecht fühlt, benötigt Wissen, um auf dem richtigen Weg zu bleiben und ihn auch zu Ende gehen zu können. Menschen, die das durchstehen, erheben sich danach wie ein Phönix aus der Asche und haben im Leben danach vor immer weniger Dingen Angst, weil sie so lernen, sich wieder selbst zu vertrauen und erkennen, wie sehr sie selbst ihre eigene Gesundheit beeinflussen können. Neben Kopfschmerzen können weitere zeitweilige "Heilungssymptome" auftreten wie schwarzer, sehr übel riechender Stuhlgang und dunkler Urin (ausgeschiedene Gifte), Stuhlunregelmäßigkeiten (mal sehr weich oder dann auch wieder mal sehr fest), Übelkeit bis hin zum Erbrechen, übel riechende Blähungen, unangenehmer Körpergeruch, Hautausschläge (Entgiftung über die Haut), eine zeitweilige erhöhte Infektanfälligkeit und eine Verschlimmerung der Erkrankung, welche sich danach immer ein Stück weiter bessert, um dann letztendlich ganz aus dem Körper zu verschwinden. Diese sogenannten Heilkrisen werden in der Schulmedizin oft nicht als solche erkannt. Er wird dann symptomatisch etwas verordnet, womit dann aber oft der Entgiftungsprozess gestoppt wird. Dasselbe ist der Fall, wenn bei chronischen Schmerzpatienten immer stärkere Schmerzmittel verschrieben werden, die den Körper in einen Ausscheidungsnotstand bringen, d.h. er wird wiederum daran gehindert, die ihn krank machenden Gifte ausscheiden zu können, welches den Selbstheilungsprozess unterdrückt. Das natürliche Bestreben des Körpers ist es, dass er stets darum bemüht ist, sich auf jede nur erdenkliche Weise zu heilen. Deshalb baut er auch aus den körpereigenen Mineralstoffreserven (Knochen, Zähne, Gefäße, Haarwurzeln, Basenspeicher in der Haut) ständig Mineralstoffe ab, um so die wichtigsten physiologischen Abläufe im Körper, welches vor allem die Aufrechterhaltung des Blut ph-Wertes ist, gewährleisten zu können. In dieser Zeit ist es wichtig, den Körper mit genügend bioverfügbaren Mineralstoffen (Basencitraten), Antioxidantien (z.B. OPC) und einer basenüberschüssigen Ernährung in seiner Entgiftungsarbeit zu unterstützen.

Bei säureüberschüssiger Ernährung wird der Selbstheilungsprozess unterdrückt, da der Körper die Säuren und Gifte, die ihn krankmachen, so nicht abbauen kann. Synthetische Medikamente bringen den Körper in einen weiteren Ausscheidungsnotstand, da sie keine Mineralstoffe enthalten, die der Körper zur Heilung benötigen würde, sondern sie liefern dem Körper noch eine zusätzliche Säurebelastung, die er dann wieder neutralisieren muss. Dieses ist keine Aufforderung, notwendige Medikamente abzusetzen, sondern es soll lediglich verdeutlichen, das Medikamente nicht heilen können. Der richtige Weg sollte dahin führen, dass der Mensch durch eine Ernährungsumstellung, natürliche Entgiftungsmaßnahmen und einer allgemein sehr natürlichen Lebensweise, die Dosis der benötigten Medikamente zu reduzieren versucht und sie im günstigsten Fall so letztendlich ganz weglassen kann. Wenn der Mensch sich wieder zum Wahren und Ursprünglichen zurück besinnt, wird er erkennen, was ihn wieder heil werden lässt.

Ausscheidungsnotstand
Warum Medikamente nicht heilen können

Medikamente können Leben retten, Leben verlängern und für eine Zeit lang auch die Lebensqualität steigern. Medikamente haben Wirkung und diese Wirkung hat oft auch Nebenwirkungen. Diese Nebenwirkungen entstehen dadurch, dass Medikamente über Rezeptoren wirken und sich durch diese Rezeptoren übergreifende Wirkungen ergeben können. Rezeptoren sind Andockstellen für die Wirkstoffe der Medikamente, sowie aber auch für körpereigene Botenstoffe und Hormone, die sich an den jeweiligen Körperzellen in den Zellwänden befinden. Diese Rezeptoren können durch spezielle Medikamente auch blockiert werden (Blocker oder Antagonisten), z.B. wirken die Wirkstoffe in Antipsychotika oder in Medikamenten gegen Übelkeit (z.B. MCP) blockierend auf den Botenstoff Dopamin, der von den Hirnzellen ausgeschüttet wird, um Bewegungsabläufe zu steuern. Die Dopaminausschüttung ist z.B. bei der Parkinson Erkrankung gestört und verursacht somit Ausfälle in den Bewegungsabläufen (Zittern). Bei Beta Blockern, die bei Bluthochdruck und Herzinsuffizienz eingesetzt werden, sitzen die Rezeptoren in der glatten Muskulatur des Herzens und bewirken, dass der Blutdruck singt und die Herzfrequenz abnimmt. Dieselben Rezeptoren sitzen aber auch in den Bronchien, da sich dort ebenfalls glatte

Muskulatur befindet. Beta Blocker können da die Wirkung auslösen, dass es durch die Erschlaffung der glatten Muskulatur dort zu Spasmen in den Bronchien kommt.
Häufig fängt es mit einem verschreibungspflichtigen Medikament an und nach einiger Zeit kommt dann bereits ein zweites dazu, um die Nebenwirkungen des ersten zu unterdrücken und so setzt sich die Spirale danach fort.
Medikamente sind synthetisch hergestellt und hinterlassen nach der Verstoffwechselung im Körper Säurereste (z.B. Essigsäure, Acetylsalicylsäure). Es kommt somit dadurch zu einer weiteren Übersäuerung für den Körper, für die er wieder zusätzliche Mineralien benötigt, um die Säuren gefahrlos ausscheiden zu können, da der Organismus selbst schon durch zahlreiche Auf- und Abbauprozesse und über die Ernährung Säure produziert. Bei einem überlasteten Stoffwechsel können diese nicht mehr ausreichend über Haut, Lunge, Darm und Nieren ausgeschieden werden. Die nicht ausgeschiedenen Säuren werden im Bindegewebe, bzw. im extrazellulären Raum in Form von Schlacken angelagert. Die Flüssigkeit im extrazellulären Raum hat in gesundem Zustand eine flüssige Konsistenz und bei zunehmender Verschlackung wird die Konsistenz dort immer fester; ein Stoffaustausch ist somit erschwert. Dadurch kommt es zu entzündlichen Reaktionen und lebenswichtige Regelmechanismen können dort nicht mehr optimal ablaufen. Es kommt zu einer Regulationsstarre, die den Körper in einen Ausscheidungsnotstand bringt. Ausscheidungsnotstand bedeutet, dass der Körper die überschüssigen Säuren aufgrund von Mineralstoffmangel nicht mehr über die Ausscheidungsorgane ausscheiden kann. Die Niere scheidet, um sich vor Verätzungen zu schützen, Urin ab einem ph-Wert von 4,4 nicht mehr aus, und somit kommt es zu einer sogenannten Nierensperre, bei der Lebensgefahr droht. Bei vielen Krankheiten und im fortgeschrittenen Alter, wenn sich der Körper im Allgemeinen schon in einem hohen Übersäuerungsstatus befindet, reagiert er auch mit einem sogenannten Substanzverlust, d.h. die Säure reagiert mit der Körpersubstanz zu Salzen, denn an Salze gebundene Säure kann der Körper besser ausscheiden, als freie ungebundene Säure, da er sie so schon neutralisiert hat. Was aber durch diesen Substanzverlust zurückbleibt, sind Falten und eingefallene Körperpartien. Wenn man dem Körper durch eine optimale Versorgung mit Mineralstoffen die Möglichkeit gibt, eine Krankheit zu heilen, kommt es oft, je nach Schwere der Erkrankung, zu sogenannten Heilkrisen. Diese können sehr unangenehm sein, aber auf diese Art versucht der Körper sich dann selbst von der Krankheit zu

befreien, die aufgrund von Verschlackungen durch jahrelange falsche Lebens- und Ernährungsweise entstanden ist.

Genetische Dispositionen und wie Sie trotzdem gesund bleiben können

Jeder Mensch bekommt durch seine Eltern mit deren Erbanlagen auch familiäre Krankheitsdispositionen vererbt. Ob diese familiär bedingten Erkrankungen bei Ihnen ausbrechen müssen, haben Sie zu einem großen Teil auch selbst in der Hand. Wenn Sie stets gut auf sich selbst achten, basenüberschüssig leben und für einen gesunden Ausgleich zwischen Anspannung und Entspannung sorgen, tun Sie damit schon sehr viel dafür, um auch bis ins hohe Alter gesund zu bleiben. Ein sehr wichtiger Aspekt hierbei ist, neben der richtigen Lebensweise und Ernährung, keine Angst vor Krankheiten zu haben, denn der größte Krankmacher ist die Angst selbst. Machen Sie sich bewusst, dass hinter jeder Erkrankung auch ein Thema steht, dass der Mensch ablösen muss, damit er wieder vollkommen gesund werden kann. Wenn jemand in Ihrer Familie an einer chronischen Erkrankung leidet, dann muss dies nicht für Sie bedeuten, dass Sie auch dasselbe Schicksal ereilen muss. Dieser Mensch hat ein Thema, dem er sich stellen muss. Manchmal ziehen sich diese Themen durch mehrere Familiengenerationen hindurch und somit erkranken auch immer wieder andere Familienmitglieder an ein und derselben Krankheit. Wenn zum Beispiel die Krebserkrankung in mehreren Familiengenerationen steckt, zeigt dieses auf, das mit den Themen Wut, Ärger und Konflikten falsch umgegangen wird. Diese Menschen fressen den Ärger in sich hinein, anstatt dies anders für sich zu lösen. Der angestaute Ärger zeigt sich dann letztendlich im Körper als Tumor. Lösen sie diesen Ärger in ihrem Leben auf, dann hat auch der Tumor schlechte Chancen, weiterhin bestehen zu können, ebenso wenn Sie in Ihrem Körper zusätzlich noch ein basisches Milieu schaffen. Lernen Sie intuitiv zu erkennen, was Ihnen gut tut und was weniger. Richtige und rechtzeitige Abgrenzung ist hier ein wichtiges Thema. Wenn es einem Menschen, der Ihnen nahe steht schlecht geht, dann zeigen Sie Mitgefühl, aber kein Mitleid. Grenzen Sie sich in solchen Situationen ab, damit Sie nicht in „Mitleidenschaft“ gezogen werden. Laden Sie sich nicht die Probleme anderer auf, sonst bekommen Sie als Konsequenz dafür Rückenbeschwerden, die typische Erkrankung für alle Menschen, die sich zu viel „aufladen“. Machen Sie sich bewusst, dass Sie in erster Linie nur für sich selbst und Ihr Wohlergehen verantwortlich sind und für das Ihrer Kinder, bis diese erwachsen sind. Lernen Sie, wenn Sie Kinder haben und diese erwachsen werden, rechtzeitig loszulassen, damit Ihre Kinder ihren eigenen Weg finden und gehen können. Übernehmen Sie niemals die Verantwortung für erwachsene Menschen, denn manche Menschen müssen im Leben auch schlechte Erfahrungen machen, um so zu ihrem Glück zu finden. Helfen Sie immer nur so weit, dass Sie Hilfe zur Selbsthilfe geben und wenn Sie der Meinung sind, dass jemand therapeutische Hilfe braucht, ihn dazu zu ermutigen, sich diese zu holen. Schauen Sie immer zuerst bei sich, dass es Ihnen gut geht, und unterlassen Sie alles, von dem Sie wissen, dass es Ihnen schadet. Lernen Sie bei allen Dingen das richtige Maß zu finden, um sie auch genießen zu können. Wenn es Ihnen selbst gut geht, dann sind Sie für Ihre Familie und Ihre Umwelt eine große Bereicherung und jemand, in dessen Gesellschaft man sich wohlfühlt. Informieren Sie sich darüber, was Sie für Ihre physische und psychische Gesundheit tun können, damit es Ihnen richtig gut geht. Wenn Sie sich schon gesund und glücklich fühlen, dann machen Sie bereits alles richtig. Ist es nicht der Fall, dann zeigt dieses, dass Sie noch etwas verändern sollten. Bedenken Sie, dass die natürlichsten und einfachsten Dinge dabei oft die größten Helfer sein können und tendieren Sie immer zum Ursprünglichen, denn warum sollten Kräuter, Pflanzen, Gewürze und natürliche Heilmittel daraus für den heutigen Menschen nicht mehr passen, wenn sie bereits unzähligen Generationen vor uns große gesundheitliche Helfer waren. Der menschliche Körper arbeitet immer noch nach denselben physiologischen Gesetzen wie schon bei der Entstehung des Menschen, lediglich die Bedingungen in unserer Umwelt haben sich geändert, sowie die Tendenz in der Ernährung, eher verarbeitete Lebensmittel mit gesundheitsschädlichen Zusatzstoffen zu verzehren und dies häufig aus Gründen der Zeit und weil unser Geschmack oft schon im Kindesalter darin geprägt wird, dass wir den Genuss natürlicher Nahrung als fremd empfinden, weil wir diese schon gar nicht mehr kennengelernt haben.

Ernährung und Psyche

Gesundheit und Krankheit beginnen im Kopf und projizieren sich dann auf den Körper. Ob ein Mensch eher an Krankheit als an Gesundheit denkt, dass spiegelt sein Körper auch oft im Äußeren wieder. Gesündere Menschen haben vorwiegend eine positive Denkrichtung, während ein ständig kranker Mensch die Einstellung hat, dass aufgrund der Häufigkeit seiner Krankheiten, nach dem er gerade die eine überstanden hat, er schon wieder unbewusst auf die nächste wartet, die dann meist auch nicht lange auf sich warten lässt. Die Angst gilt als der größte Krankmacher. Angst vor Viren und Bakterien machen Menschen krank, die einen Angriff dieser auf ihren Körper ständig befürchten. Menschen, die der Widerstandsfähigkeit ihres Immunsystems so vertrauen, dass es sie schon schützen wird, nehmen somit seltener Erkrankungen von anderen mit, d.h. sie befürchten nicht gleich eine Ansteckung, wenn sie Kontakt mit einem Erkrankten gehabt haben. Die psychische Verfassung hat also auch einen großen Einfluss auf unsere innere Krankheitsabwehr, das Immunsystem, ebenso wie das Säure-Basen-Gleichgewicht. Bei Übersäuerung ist die Fließgeschwindigkeit des Blutes herabgesetzt, welches die Abwehrzellen daran hindert, schnell genug an den Ort der Erreger zu gelangen, um sie dort unschädlich machen zu können. Bei einer basenüberschüssigen Ernährung, die überwiegend aus frischen und naturbelassenen Nahrungsmitteln wie Obst, Gemüse, Kartoffeln und Salat, sowie aus einem geringen Anteil an tierischen Produkten, am besten in Bio-Qualität, besteht, bleibt nicht nur der Säure-Basen-Haushalt im Gleichgewicht, sondern auch die psychische Verfassung. Studien haben längst belegt, dass wer sich von zu viel tierischem Eiweiß und schlechten Kohlenhydraten wie Weißmehl und Zucker ernährt, häufiger an Erkrankungen des zentralen Nervensystems wie Demenz, Alzheimer oder Parkinson erkrankt. Zucker ist auch ein Vitaminräuber, besonders was das Vitamin B1 anbelangt, bei dessen Mangel es u.a. zu Depressionen, Angstzuständen und Schlaflosigkeit kommt. Einige sensible Menschen sagen von sich, dass sie bei dem Verzehr von Fleisch die Angst der Tiere nachspüren können, die diese bei der Tötung im Schlachthaus hatten, was dadurch erklärbar ist, das in dem Fleisch noch das Stresshormon Adrenalin, das die Tiere in ihrer Todesangst ausgeschüttet haben, enthalten ist. Ebenso gespeichert sind im Fleisch die Rückstände von Medikamenten, Antibiotika und Hormonen, die das Tier bei der Fütterung zu sich genommen hat. Ein hoher Fleischkonsum kann Menschen deshalb auch aggressiv machen, den Hormonhaushalt beeinflussen und die Wirkung von Antibiotika herabsetzen. Jeder Mensch, der Fleisch isst, sollte sich deswegen auch Gedanken darum machen, wo das Fleisch herstammt und ob das Tier dort auch artgerecht gelebt hat. Frische Nahrung wie Obst und Gemüse macht frische Gedanken und sollte somit auch den größten Teil der Ernährung ausmachen. Bei Stressbelastung produziert der Mensch selbst Hormone wie Adrenalin, Noradrenalin, Dopamin und das körpereigene Cortison, das Adrenocorticotropin, die in der Nebennierenrinde gebildet werden. Durch Stress entstehen Säuren und um diese ausgleichen zu können, baut der Körper die dafür notwendigen Mineralien bei Mangel wiederum aus seinem körpereigenem Gewebe ab. Die Ausschüttung der Hormone wiederum beeinflussen das vegetative Nervensystem, das Prozesse, die durch den Körper selbst nicht beeinflussbar sind, steuert. Es regelt die lebenswichtigen Vitalfunktionen wie den Blutkreislauf, die Herztätigkeit, die Atemfrequenz, den Blutdruck, die Körpertemperatur und die Ausschüttung der Verdauungssäfte. Gesteuert wird dieses Nervensystem durch die glatte Muskulatur, den Herzmuskel und die Drüsen. In Stresssituationen ist der Körper von diesem Nervensystem aus auf Flucht programmiert, d.h., dass der Herzmuskel schneller pumpt, der Blutdruck erhöht wird, die Atmung schneller verläuft und im Körper mehr Kohlendioxid entsteht, welches wieder abgeatmet werden muss. Die Produktion der Verdauungssäfte wird gestoppt, da in einer Fluchtsituation keine Verdauung stattfinden kann und ebenso kommt es zu einer Erhöhung der Körpertemperatur, die der Körper durch Schwitzen wieder reguliert. In Ruhephasen bzw. in einem ausgeglichenen und entspannten Zustand normalisieren sich diese Körperfunktionen wieder; deshalb ist es wichtig, stets für ein gesundes Gleichgewicht zwischen Anspannung und Entspannung zu sorgen, damit sich die Energiereserven und somit auch die Mineralstoffdepots des Körpers nach Verbrauch auch wieder auffüllen können und er nicht durch Stresssituationen in eine Übersäuerung gerät.

Oxidativer Stress durch freie Radikale

Bei der Entgiftung der Säuren über die Leber, sowie auch bei anderen Stoffwechselvorgängen entstehen sogenannte freie Radikale. Ebenso durch Stress, intensive Sonneneinstrahlung, Umweltbelastungen, Säure bildende Nahrungsmittel und zu viel oder zu wenig Bewegung. Diese freien Radikalen, wobei es sich um aggressive Sauerstoffmoleküle handelt, die ein Elektron abgespalten haben, werden durch Oxidationsprozesse freigesetzt. Ziel dieser aggressiven Sauerstoffmoleküle ist es nun, das fehlende Elektron zu ersetzen, indem sie nun gesunde Körperzellen angreifen, um mit ihnen eine Verbindung einzugehen und sich so das fehlende Elektron wiederzuholen. Dies geschieht nun fortlaufend in einer Kettenreaktion. Bei Erkrankungen und im fortgeschrittenen Alter läuft dieser Vorgang noch schneller ab, als in jüngeren Jahren. Es entsteht somit ein Kreislauf von oxidativem Stress für die Körperzellen, der sich vor allem auch auf die Leber auswirkt und somit den gesamten Körper schwächt. Durch die permanente Zellschädigung, wobei es auch zum Absterben von Zellen kommt, können Erkrankungen wie Krebs entstehen. Um die Körperzellen vor solchen oxidativen Schäden zu schützen, braucht es sogenannte Antioxidantien, denn diese können die Kettenreaktionen der freien Radikalen unterbrechen, indem sie sich ihnen selbst zur Verfügung stellen, um mit ihnen eine Verbindung einzugehen und ihnen das fehlende Elektron zu ersetzen. Eine starke antioxidative Wirkung haben Vitamin C, Vitamin E, Vitamin P und Beta Carotin, die Vorstufe des Vitamin A. Das heißt, dass diese Antioxidantien vor allem in frischen Lebens-mitteln wie Obst und Gemüse (Vitamin C) stecken, und zwar direkt unter der Schale, sowie in naturbelassenen Fetten und Ölen, Nüssen und Ölsaaten (Vitamin E) vorkommen. Ein sehr starke antioxidative Wirkung hat das Vitamin P oder besser auch als OPC (Oligomere Proantocyanidine) bekannt. OPC findet man vor allem in den Kernen von dunklen Trauben, was auch wiederum auf die antioxidative Wirkung von Rotwein hinweist. OPC ist in etwa 20 Mal stärker als Vitamin C und 50 Mal stärker als Vitamin E. Zusammen mit Vitamin C verstärkt OPC seine Wirkung noch um ein vielfaches. Vitamin C hat zudem noch die Funktion, die elektronabgebenden Antioxidantien wieder zu reparieren, sodass sie selbst keinen Schaden nehmen und weiter aktiv arbeiten können. Des Weiteren haben die Mineralstoffe Zink, Selen und Eisen eine zellschützende Wirkung, ebenso Carotinoide wie das Beta Carotin (in Karotten), Lycopin (in Tomaten), Lutein und Zeaxanthin (z.B. in Spinat und Kohl) und das Astaxanthin (aus Algen), einem Carotinoid, welches etwa zehnmal stärker antioxidativ wirkt als Beta Carotin und auch einen schützenden Effekt auf sonnenempfindliche Haut hat. Wichtig zu erwähnen ist hierbei noch, dass die Wirkung von Antioxidantien durch den gleichzeitigen Verzehr von Milchprodukten herabgesetzt wird.

Entchemikalisieren Sie Ihren Alltag

Der Alltag in unserer heutigen Zeit ist umgeben von unzähligen Chemikalien. Es fängt an mit den Baumaterialien unseres Zuhauses, wo es eine Zeit lang üblich war, Asbest zu verwenden. Die Rohre, durch die unser Trinkwasser uns erreicht, enthalten zum Teil Blei und Kupfer, die im Körper zu Vergiftungen führen. Tapeten und Bodenbeläge geben auch noch lange Zeit nach der Verarbeitung giftige Ausgasungen in unsere Atemluft ab. Chemikalien in unserer Kleidung, in Schuhen und Bettwäsche kommen direkt mit unserer Haut in Berührung und haben somit leichtes Spiel, in den Körper zu gelangen. Selbst die Jüngsten unter uns, die Neugeborenen, kommen in ihrem zarten Alter schon durch Chemikalien in Kinderspielzeug und Trinkflaschen mit Giften in Kontakt und somit ist jeder Mensch Tag täglich von einem Cocktail der unterschiedlichsten Chemikalien umgeben. Über die Ernährung und Kosmetik führen wir es unserem Körper täglich direkt und regelmäßig zu. Bestimmte Lebensmittel, die meist aus besonders billigen und nährwertlosen Zutaten hergestellt werden, brauchen Geschmacksverstärker und künstliche Aromen, um dem Menschen schmackhaft gemacht zu werden. Seinen Haushalt einfach nur mit Schmierseife, Essig oder anderen natürlichen Mitteln zu reinigen, reicht heutzutage den meisten Menschen nicht mehr aus, weil auf Keimfreiheit Wert gelegt wird, da diese Keime ja schließlich auch krankmachen können, so wie es uns in der Werbung suggeriert wird; dass unser Immunsystem aber eine gewisse Anzahl an Keimen braucht, um gesund zu bleiben, das wird dabei verschwiegen, und dass die Chemikalien aus den Desinfektionsmitteln unseren Körper kränker machen als natürliche Keime und Bakterien auch. Neben der Keimfreiheit muss auch alles gut riechen, vom speziellen Duft für unser stilles Örtchen oder den anderen Wohnräumen, des Autos, der Wäsche, der Monatshygiene für Frauen, bis hin zu den synthetischen Duftstoffen in Parfüms. Viele dieser synthetischen Duftstoffe haben ein hohes Potenzial darin Allergien auszulösen. Wer sich Tag täglich schon am Morgen in eine Wolke dieses Chemiecocktails einhüllt, mit denen er sich jeden Tag ein bisschen mehr vergiftet, der ist außerdem noch auf dem besten Wege, seinen natürlichen Geruchssinn zu verlieren. In der Homöopathie sind während der Einnahme bestimmter Mittel Parfümierungen untersagt, da sie die Wirksamkeit der Mittel stören. In naturheilkundlichen Fachkreisen wird auch die Meinung vertreten, dass Mann und Frau sich an ihrem natürlichen Geruch erkennen sollten und somit dann die besten Voraussetzungen haben, gesunde

Kinder miteinander zu bekommen, weil die Genetik beider Elternteile so optimal zusammenpasst. Dieser natürliche Instinkt einander zu erkennen, wird durch synthetische Duftstoffe ausgeschaltet. Ein basisch lebender Mensch riecht von Natur aus gut, ähnlich rein wie ein Kind und braucht in der Regel auch kein Deo, da schlechter Körpergeruch überwiegend durch Säure bildende Ernährung entsteht. Ihm reicht es aus, wenn überhaupt notwendig, sich Natronlauge unter die Achseln zu sprühen, um sich so natürlich zu desodorieren. Wenn Sie sich gerne mit Düften umgeben, so benutzen Sie ätherische Öle, die Sie auf speziellen Duftträgern in Ihren Wohnräumen verteilen können. Um sich selbst zu parfümieren, können Sie diese Öle auch in ein Körperöl geben und sich damit einreiben. Es gibt auch ein immer größer werdendes Sortiment an Naturparfüms aus ätherischen Ölen, die Ihren eigenen Körperduft nicht unterdrücken. Die Duftintensität ist hier allerdings nur kurz, da ätherische (flüchtige) Öle schnell wieder verfliegen. Bedenken Sie also, dass alle Chemikalien Gifte im Körper hinterlassen, die die Leber belasten und somit zu einer erneuten Säurebelastung beitragen.

Hier einige Tipps zur Entchemikalisierung Ihres Alltags:

-Wenn Sie sich gerade neu einrichten wollen, dann achten Sie bei Farben, Tapeten und Bodenbelägen auf schadstoffgeprüfte Qualität (z.B. blauer Engel)

-Vermeiden Sie synthetische Duftstoffe in Parfüms, Raumdüften, Weichspülern, Wasch- und Reinigungsmitteln

-Verwenden Sie phosphatfreie Waschmittelkonzentrate oder Waschnüsse, verzichten Sie auf Weichspüler

-Verwenden Sie keine desinfizierenden Reinigungsmittel, normale Haushaltsreiniger reichen aus, ökologischer sind z.B. Schmierseife und Essig. Wenn Sie etwas desinfizieren müssen, dann verwenden Sie dafür 70% Ethanolalkohol oder kochen Sie Dinge, wo möglich, 3 Minuten in kochendem Wasser aus

-Ziehen Sie zum Putzen immer Handschuhe an

-Bei Kleidung und Schuhen achten Sie auf schadstoffgeprüfte Qualität (z.B. Ökotex, Bio Baumwolle).

-In Körperpflegeprodukten stecken oft unzählige Chemikalien, die den Körper Tag für Tag belasten. Dies erkennen Sie oft an den langen Zutatenlisten. So wenig und so natürlich wie möglich ist hier der gesündeste Weg

-Lebensmittel aus biologischem Anbau sind weniger schadstoffbelastet und enthalten, auch aufgrund der anderen Düngung, mehr Nährstoffe.

So entsäuern Sie richtig und bleiben dann im Säure-Basen-Gleichgewicht

-Stellen Sie Ihre Ernährung auf ca.75% Basen bildende und 25% Säure bildende Lebensmittel um.
-Achten Sie auf eine ausreichende Flüssigkeitszufuhr entsprechend Ihres Körpergewichts, welches 0,031 pro kg Körpergewicht sind, d.h. das ein Mensch, der 70 kg wiegt, min. 2,1 Liter Flüssigkeit pro Tag in Form von stillem, mineralstoffarmen Mineralwasser, Leitungswasser oder Kräutertee (max.3 Tassen pro Tag) braucht.
-Trinken Sie nicht mehr als 2-3 Tassen Kaffee pro Tag oder steigen Sie auf basischen Kaffee um (in der Apotheke erhältlich). Getreidekaffee ist auch noch eine gesündere Alternative.
-Zur Unterstützung der vermehrten Säureausscheidung nehmen Sie morgens und abends Basenpulver auf Citratbasis (nicht bei Nierenerkrankungen).
-Machen Sie eine oder mehrere intrazelluläre Entsäuerungen mit Kaliumascorbat (bei Erkrankungen bitte mit dem Arzt oder Heilpraktiker besprechen).
-Kontrollieren Sie von Zeit zu Zeit immer wieder mal für einige Tage Ihren Urin mit den Indikatorstäbchen. Lassen Sie während dieser Zeit das Basenpulver weg.
-Machen Sie eine Darmreinigung und eventuell auch Sanierung, damit die Nährstoffaufnahme im Darm wieder optimal funktioniert.
-Essen Sie die richtigen Nahrungsmittel zur richtigen Zeit (siehe gesundes Essverhalten).
-Essen Sie tierische Produkte im richtigen Maß, vor allen Dingen tierisches Eiweiß.
-Essen Sie glutenarm, d.h. meiden Sie glutenhaltige Getreidesorten. Nehmen Sie Kohlenhydrate besser in basischer Form von Kartoffeln und Bananen zu sich. Verzichten Sie eine Zeit lang (min. 4 Wochen) komplett auf glutenhaltige Kohlenhydrate, um so den Darm zu entlasten. Bauen Sie danach Getreideprodukte sparsam in Ihren Ernährungsplan ein, d.h. nach Möglichkeit nicht mehr als einmal täglich.
-Verzichten Sie weitgehend auf Milch, Joghurt und Quark, denn sie sind aufgrund ihres hohen Laktoseanteils schwer verdaulich. Butter, Sahne und Käse können Sie täglich zu sich nehmen.
-Verzichten Sie wegen der Säure bildenden Zusatzstoffe so weit wie möglich auf Fertiggerichte.
-Ersetzen Sie Zucker durch natürliche Süßungsmittel wie Stevia, Xylit oder Agavendicksaft.

-Sorgen Sie für ein gesundes Gleichgewicht zwischen Anspannung (Stress) und Entspannung.
-Integrieren Sie genügend natürliche Bewegung oder sportlichen Ausgleich in Ihren Alltag, wobei regelmäßige Spaziergänge oft schon ausreichen, denn bei zu intensiver Belastung setzt der Körper wieder erneut Säuren frei.
-Wenn Sie rezeptpflichtige Medikamente nehmen, die für den Körper eine tägliche Säurebelastung sind, Sie nun aber eine Zeit lang basisch gelebt haben und dadurch positive Veränderungen an sich feststellen konnten, dann besprechen Sie mit Ihrem behandelnden Arzt, ob es womöglich angebracht ist, die Dosierung zu minimieren oder auf ein schwächer dosiertes Präparat umsteigen zu können. Im Idealfall brauchen Sie vielleicht auch gar nichts mehr einnehmen.
-Unterstützen Sie Ihre basische Ernährungsweise durch basische Körperpflege. Sie können z.B. täglich ein basisches Fußbad nehmen oder mit basischen Socken ins Bett gehen. 1-2 basische Vollbäder pro Woche bringen dem Körper eine große Entlastung, in dem er regelmäßige große Mengen an Säuren über die Haut ausleiten kann. Während des Badens das Abbürsten nicht vergessen! Reinigen Sie Ihren Körper mit Kern- oder reinen Pflanzenölseifen. Sie werden mit der Zeit merken, wie sich Ihre Haut wieder von selbst reguliert und Sie weniger oder auch gar keine Pflegeprodukte mehr benötigen. Verwenden Sie zur Hautpflege optimalerweise basische Naturkosmetik oder natürliche Pflanzenöle.
-Praktizieren Sie so oft wie möglich die Bauchatmung, d.h., dass Sie tief durch die Nase in den Bauch einatmen und ebenso wieder durch die Nase ausatmen. Der Mund bleibt dabei geschlossen. So können Sie effektiv Kohlensäure als Kohlendioxid über die Lunge abatmen.
-Entchemikalisieren Sie Ihren Alltag!

Eine Schnur mit 20 Knoten
Die Emil Coue´ Methode zur positiven Selbstbeeinflussung (Autosuggestion)

Emil Coue´(1857-1926) war ein französischer Apotheker und Buchautor, der neben seiner Tätigkeit als Apotheker noch ein Studium der Psychologie absolvierte. Er befasste sich ausgiebig mit dem Thema Hypnose und entwickelte daraus seine Methode, die er „Die Selbstbemeisterung durch bewusste Autosuggestion“ nannte.

„Es geht mir mit jedem Tag in jeder Hinsicht immer besser und besser“.

Mit diesem Satz und seiner Methode der Autosuggestion konnte Emil Coue´ein Werkzeug schaffen, womit nun jeder in der Lage war, sein Unterbewusstsein positiv zu programmieren; ausgeschlossen werden müssen hier lediglich Menschen mit psychischen Einschränkungen, wie z. B. Wahrnehmungsstörungen.
Autosuggestion wirkt sowohl bei körperlichen und psychischen Erkrankungen, weil das Unterbewusstsein die gesamten Funktionen des Körpers beeinflusst, die durch das vegetative Nervensystem gesteuert werden und dieses ist wiederum davon abhängig, welche aktuelle Stoffwechsellage im Körper gerade vorherrscht.

Befindet sich der Körper in einer basischen Stoffwechsellage so bestimmt der Parasympathikus, der sogenannte „Ruhenerv“ des vegetativen Nervensystems die Stimmungslage:
-es herrscht eine ausgeglichene Stimmung
-Körpertemperatur und Blutzucker sind erniedrigt
-Blutdruck und Herzschlag sind niedrig
-die Gefäße sind weit gestellt
-die Bereitschaft zu Allergien und Entzündungen ist niedrig
-die Leistungsbereitschaft ist hoch
-der Schlaf ist erholsam

Der Gegenspieler des Parasympathikus ist der Sympathikus, der bei einer sauren Stoffwechsellage vorherrscht. Der Körper ist dabei auf Flucht und Angriff eingestellt und es kommt zu folgenden Reaktionen:
-die Stimmung ist labil
-Körpertemperatur und Blutzucker steigen
-Blutdruck und Herzschlag werden erhöht

-die Gefäße verengen sich
-die Bereitschaft zu Entzündungen und Allergien steigt
-es kommt zu Schlafstörungen und schneller Ermüdung

Mit der besonderen Betonung der Worte „in jeder Hinsicht“ ist mit der Coue´-Methode die Verbesserung des Gesamtzustandes auf körperlicher und psychischer Ebene abgedeckt. Ein weiterer Aspekt ist, dass der Wille immer der Vorstellungskraft unterliegt, d.h. Sie können noch so sehr etwas wollen, wie z.B. gesund sein, wenn in Ihrem Kopf aber weiterhin Bilder der Krankheit existieren, so zeigt sich dies dann letztendlich auch an Ihrem Körper.

Die Methode

Nehmen Sie eine Schnur oder einen dickeren Faden in einer Länge von 50-100 cm und machen Sie dort 20 Knoten in etwa denselben Abständen hinein. Diese Schnur dient als Abzählhilfe, damit Sie nachvollziehen können, dass Sie den Satz 20 Mal gesprochen haben. Der Satz „Es geht mir jeden Tag.......“ wird dann abends vor dem Einschlafen und morgens nach dem Aufwachen 20 Mal eintönig, mit geschlossenen Augen und mit einer besonderen Betonung auf den Worten „in jeder Hinsicht“ aufgesagt.
Fahren Sie während des Sprechens der Worte mit Ihren Fingern die 20 Knoten an Ihrer Schnur ab. Sie können den Satz leise sprechen (murmeln), wichtig ist nur, dass sich Ihre Lippen dabei bewegen und dass Sie Ihre Worte noch hören können. Sagen Sie die Worte ohne Anstrengung, auf schlichte, kindliche und mechanische Weise und ohne die Aufmerksamkeit dabei festhalten zu wollen.

Bei Schmerzen gibt es noch folgende Autosuggestion: Legen Sie oder streichen Sie mit Ihrer Hand auf, bzw. über die schmerzende Stelle und sagen Sie folgende Worte: „Es geht weg, es geht weg, es geht weg, es geht weg....u.s.w. 25-30 Mal. Dieses wiederholen Sie so lange, bis die Schmerzen nachlassen, bzw. weg sind. Sie können diese Autosuggestion auch immer dann machen, wenn Sie mal wieder von trüben Gedanken eingeholt werden. Bei psychischen Beschwerden legen Sie Ihre Hand auf die Stirn und sagen dann die Worte: Es geht weg......
Diese Worte helfen auch bei plötzlich auftretendem Hunger, indem man die Hand auf die Magengegend legt und die Worte aufsagt.

Ihre Einstellung bei einer Autosuggestion sollte stets die sein, dass Sie an dieses Verfahren glauben, es in fester Überzeugung, wie z.B. ein Kind, das noch an den Weihnachtsmann glaubt und ohne jede Anstrengung durchführen. Am besten wirkt es, wenn Sie bei der Ausführung ungestört sind und je länger Sie mit dieser Methode regelmäßig arbeiten.

Nicht der Wille ist der Antrieb unseres Handelns, sondern die Vorstellungskraft. (Emil Coue´)

Der basische Mensch enthüllt den wahren Menschen
Schlusswort

Wenn Sie erst einmal eine Zeit lang basisch gelebt haben, dann werden Sie feststellen, dass Sie nicht nur einiges Positive für Ihre Gesundheit bewirkt haben, sondern das Sie sich wahrscheinlich auch im Äußeren zurück entwickelt haben. In diesem Fall ist eine Rückentwicklung als positiv zu sehen, da wir uns ja sonst immer eher weiterentwickeln wollen. Sie werden bemerken, dass sich Ihr Körper wieder anders formt, so wie Sie es von früher her vielleicht noch in Erinnerung haben. Auch Ihre Gesichtszüge werden sich vermutlich verjüngt haben und all das haben Sie selbst verursacht mit einer basenüberschüssigen Ernährung, basischer Körperpflege und einem für Sie angemessenem Bewegungsprogramm. Dadurch, dass Sie Ihren Körper jetzt in den Zustand gebracht haben, dass er alte Schlacken loslassen konnte und jetzt hoffentlich auch für die Zukunft verhindern, dass sich wieder neue ansammeln können, verjüngen und entlasten Sie Ihren Stoffwechsel um viele Jahre. Sie sehen nun an dieser neuen Lebensweise, wie einfach es doch letztendlich sein kann, etwas für seine Gesundheit und ein neues Lebensgefühl tun zu können. Sich zurück zu besinnen zu einer sehr natürlichen Ernährungsform und Lebensweise zeigt, dass soviel die medizinische Forschung auch Gutes bewirkt hat, ein Fortschreiten vom Wahren und Ursprünglichen den Menschen auch krankmachen kann. Heilen kann der Mensch sich nur selbst, mit Unterstützung der Natur, mit gesunden Gedanken und einer möglichst natürlichen Lebensweise und Ernährung. Somit ist eine lebenslange Gesundheit kein Privileg mehr für einige Gutsituierte, sondern oft sind es die wenigen und ganz einfachen Dinge, die uns gesund halten. Teure Wundermittel, wie sie uns in der Werbung und in den Medien oft angepriesen werden, machen nicht schöner und gesünder, wenn die Basis für die richtige Ernährung und eine regelmäßige Entschlackung nicht gegeben sind. Sich gesund zu ernähren und den Körper mit einfachen und doch sehr wirkungsvollen Mitteln in regelmäßigen Abständen von innen zu reinigen ist für jeden alltagstauglich praktizierbar. Ich hoffe, dass Ihnen mein Buch dafür ein hilfreicher und wirkungsvoller Begleiter sein wird.

Ich wünsche Ihnen ein langes Leben voller Gesundheit und vielen schönen Erlebnissen.
Herzlichst Susanne Großmann

Rezepte

Gemischter Salat
(Grundrezept)

Für ca. 4 Personen

1 Salatherz oder anderen grünen Salat
1-2 Möhren
Bio-Mais (aus dem Glas ohne Zuckerzusatz)
Schwarze Oliven (in Scheiben)
250g Tomaten
1 kleine Salatgurke
Radieschen (nach Saison)
1 Paprikaschote (gelb, rot oder orange)
1-2 rote Zwiebeln
Apfelessig
Olivenöl
Salz, Pfeffer, Kräuter nach Geschmack
Crema di Balsamico (Bio, ohne Zuckerzusatz)
oder Senf (Bio, ohne Zuckerzusatz)

Zubereitung: Gemüse waschen, Zwiebel schälen, würfeln oder in Ringe schneiden. Für die Salatsoße 3 Esslöffel Olivenöl mit 1 Esslöffel Apfelessig mischen und mit Salz und Pfeffer abschmecken. Mögen Sie die Soße herzhaft, dann geben Sie einen Teelöffel Senf dazu, wenn die Soße fruchtig süß werden soll, dann einige Spritzer von der Balsamicocreme. Möhren schälen und mit einem Gemüsehobel in feine Stifte hobeln, dasselbe auch mit der Gurke. Mais und die geschnittenen Oliven dazugeben. Salat in kleine Stücke schneiden und untermischen. Die Paprikaschote in kleine Würfel und die Radieschen in dünne Scheiben schneiden. Die Tomaten in Stücke schneiden und untermischen.
Um den Salat noch sättigender zu machen, können Sie jetzt noch folgende Sachen hinzufügen: Thunfisch, Eier, Fetakäse (aus Schafs- und Ziegenmilch) oder anderen Käse. Diese Zutaten sollten aber nicht mehr als ¼ im Verhältnis zum Salat ausmachen.
Zum Schluss können Sie nach Belieben noch Salatkerne mit dazugeben.

Wintersalat

Für 2 Personen

4 Blätter Chinakohl
1-2 Möhren
1 kleinen Kohlrabi
1 mittelgroße Rote Bete
1-2 rote Zwiebeln
Oliven- oder Kürbiskernöl
Apfelessig
Salz & Pfeffer
Kräuter nach Belieben

Die Marinade aus 3 EL Öl, 1 EL Apfelessig, Salz und Pfeffer zubereiten. Die Zwiebel klein hacken.
Den Chinakohl in kleine Streifen schneiden, die Möhren und die Rote Bete schälen und mit dem Gemüsehobel in feine Stifte schneiden. Den Kohlrabi schälen und in etwas dickere Stifte schneiden oder würfeln. Alles zusammenmischen und nach Belieben noch mit Kräutern würzen.

Kartoffelsalat mit Champignons

Für ca. 2 Portionen als Hauptgericht

400g Kartoffeln
Apfelessig, Olivenöl
Gemüsebrühe
Salz & Pfeffer, Paprika edelsüß
Schnittlauch
200g Champignons
Schwarze Oliven in Scheiben
1-2 Eier
2 Gewürzgurken
1 rote Zwiebel

Kartoffeln als Pellkartoffeln kochen und danach kalt abschrecken, damit sie sich besser schälen lassen. Champignons in Scheiben schneiden und in Öl anbraten, mit Salz, Pfeffer und Paprika würzen und dann abkühlen lassen. 2 Esslöffel Olivenöl mit einem knappen Esslöffel Apfelessig mischen und die klein gehackte Zwiebel untermischen. Mit Salz und Pfeffer abschmecken. Die gepellten Kartoffeln mit einem Eierschneider in Scheiben schneiden und zusammen mit den Champignons, dem gehackten Schnittlauch, den klein geschnittenen Gewürzgurken und den Oliven zusammenmischen. Die hart gekochten Eier mit dem Eierschneider zweimal durchtrennen (nach dem ersten Schneiden das Ei um 180 Grad drehen und noch mal schneiden, so entstehen kleine Würfel) und unterheben.
Zu Schluss noch mit etwas Gemüsebrühe auffüllen.

Kartoffelsalat Antipasti

Für ca. 4 Personen

600g Kartoffeln
200g frische Champignons
Rote Zwiebeln
Salz, Pfeffer, Basilikum, Oregano
getrocknete Tomaten (in Öl eingelegt oder trocken)
Kräuter-Knoblauch Oliven (aus dem Kühlregal oder Glas)
Artischockenherzen

Für das Dressing
Olivenöl, Apfelessig (Mischungsverhältnis 3:1)

Pellkartoffeln kochen, abkühlen lassen, schälen und mit dem Eierschneider in gleichmäßige Scheiben schneiden.
Champignons in etwas Öl anbraten und mit Salz & Pfeffer würzen.
Für das Dressing Olivenöl und Apfelessig mischen und mit Salz, Pfeffer, Basilikum und Oregano abschmecken. Oliven, Tomaten und Artischocken von überschüssigem Öl befreien und klein schneiden. Zwiebeln klein hacken. Alle Zutaten miteinander vermengen und nach Bedarf nochmals abschmecken.

Krachersalat (Leberputzer)

Für ca. 2 Personen als Beilage

250g gekochte Rote Bete
2 mittelgroße Möhren
1 rote Zwiebel
Pfeffer
Oliven- oder Kürbiskernöl

Die Möhren schälen und mit einem Gemüsehobel in feine Streifen schneiden, dasselbe mit der Roten Bete machen. Die Zwiebel in kleine Würfel schneiden, alles zusammen mit 2 Esslöffeln Öl vermischen und mit Pfeffer abschmecken.

Rösti

Für 2 Personen als Beilage
250g gekochte Kartoffeln
1 Ei
Pfeffer& Salz
1 Esslöffel Reibekäse (z.B. Emmentaler)
Öl zum Anbraten

Ungeschälte Kartoffeln je nach Größe 10-15 Minuten kochen, sodass sie noch nicht ganz gar sind.
Die abgekühlten Kartoffeln abpellen, mit einer Reibe reiben und mit dem Ei und dem Reibekäse in einer Schüssel zusammenfügen.
Die Masse nun mit Salz und Pfeffer würzen und mit etwas Öl in einer Pfanne von beiden Seiten braten. Die Kartoffelmasse dabei mit einem Pfannenwender flach drücken.

Gemüseeintopf

Für 3-4 Portionen
500g Suppengemüse (frisch oder tiefgefroren)
300g Kartoffeln
2 Zwiebeln
Tomatenmark
Bio-Gemüsebrühe (Fertigprodukt)
Salz, Pfeffer
Suppenkräuter

Das Suppengemüse, die gewürfelten Zwiebeln und die in Würfel geschnittenen Kartoffeln in einem Liter Wasser zum Kochen bringen und ca. 15 Minuten kochen lassen. Kurz vor Ende des Kochvorgangs die Gemüsebrühe, das Tomatenmark und die Suppenkräuter hinzufügen, eventl. noch mit Salz und Pfeffer abschmecken.

Brokkoli-Blumenkohl Suppe

Für 3-4 Portionen
300g Brokkoli, 300g Blumenkohl (frisch oder tiefgefroren)
3 Tl Gemüsebrühe
Salz, Pfeffer, Muskatnuss
Sahne
Brokkoli und Blumenkohl in 750 ml Wasser ca. 15 Minuten kochen, kurz vor Ende des Kochvorgangs die Gemüsebrühe einstreuen. Dann das Ganze mit einem Pürierstab durchmixen, bis alles eine sämige Konsistenz hat. Zum Schluss nach Belieben mit Sahne verfeinern und mit den Gewürzen abschmecken. Sie können auch etwas mehr Gemüse kochen und einen Teil davon vor dem Pürieren entnehmen und später als Suppeneinlage wieder mit hinzufügen.

Kartoffelauflauf

Für ca. 2 Portionen
400g Pellkartoffeln
je 250g Gemüse nach Geschmack z.B. Erbsen & Möhren Mischgemüse, Brokkoli, Blumenkohl, Tomaten oder Champignons
Gemüsebrühe hefefrei
Salz, Pfeffer, Paprika
Kräutersalz
Butter
4 EL Sahne
4 EL Reibekäse
eventuell Knoblauch
Die Pellkartoffeln schälen und in gleichmäßige Scheiben schneiden (geht z.B. gut mit einem Eierschneider). Das Gemüse in Gemüsebrühe gar kochen, bzw. die Champignons in der Pfanne anbraten und mit Salz, Pfeffer und Paprika würzen. Die Tomaten kurz blanchieren, enthäuten, von den Stielansätzen befreien, in Scheiben schneiden und mit Kräutersalz würzen. Die Kartoffeln zusammen mit dem Gemüse in einer Auflaufform, die vorher mit einer Knoblauchzehe ausgerieben und mit etwas Butter eingefettet wurde, schichten und mit Kräutersalz würzen. Sahne und Reibekäse miteinander vermengen und auf der Auflaufform verteilen. Das Ganze im vorgeheizten Backofen bei 200 Grad 10-15 Minuten backen, bis der Käse schön hellbraun ist. Dazu können Sie noch Fleisch, Fisch oder Geflügel nach Wahl kombinieren.

Gemüseteller

250g Kaisergemüse (tiefgefroren)
Gemüsebrühe
Butter
gestiftete Mandeln

Das Kaisergemüse in ca. 150ml Wasser ca. 15 Minuten kochen und kurz vor Ende des Kochvorgangs die Gemüsebrühe hinzufügen. Danach die Brühe in eine Tasse oder ein Glas abgießen. Ein wenig Butter in den Topf zum Gemüse geben und das Gemüse darin schwenken. Zwischendurch in einer Pfanne ohne Öl die gestifteten Mandeln anrösten und über das Gemüse geben. Die Brühe zum Essen mit dazu trinken.

Gemüsepfanne mit Champignons

Für ca. 2 Portionen

1 Zucchini
1 Aubergine
250g Champignons
1-2 Zwiebel
Gemüsebrühe
Salz, Pfeffer, Paprika
Tomatenmark
Oliven- oder Kokosöl zum Anbraten

Die Zwiebeln fein würfeln und in einer Pfanne in etwas Öl anbraten. Champignons vierteln oder in Scheiben schneiden. Das Ganze mit Pfeffer und Paprika würzen. Tomatenmark dazugeben. Alles mit Gemüsebrühe aufgießen und etwas köcheln lassen. Aubergine halbieren und in Scheiben schneiden, Zucchini in Scheiben schneiden und beides in die Pfanne zu den anderen Zutaten geben. Alles für ca. 10-15 Minuten kochen lassen, bis das Gemüse gar ist und eventuell nachsalzen.
Dazu passt z. B. Kartoffelbrei. Dafür geschälte Kartoffeln in Wasser kochen, das Wasser nach dem Kochen abgießen, Salz, Muskatnuss, etwas Butter oder Sahne und ein Eigelb dazugeben. Dann das Ganze mit dem Stampfer zu Brei verarbeiten.

Auberginen-Champignon-Soße

Für 2 Personen

1 kleine Aubergine
250g Champignons
1 rote Zwiebel
1 Möhre
Passierte Tomaten
Salz, Pfeffer, Paprika, Basilikum (getrocknet)
Gemüsebrühe
Kokos- oder Olivenöl

Zwiebeln klein hacken und in Öl anbraten. Die Champignons je nach Größe vierteln oder in Scheiben schneiden, die Möhren in feine Stifte hobeln und beides zusammen mit den Zwiebeln anbraten. Mit Pfeffer und Paprika abschmecken. Die Aubergine halbieren und in Scheiben oder in Stücke schneiden und hinzufügen. Das Ganze dann köcheln lassen, bis alles gar ist und danach das Ganze mit den passierten Tomaten auffüllen, bis eine gute Soßenkonsistenz erreicht ist. Zum Schluss das Basilikum hinzufügen und noch mit Gemüsebrühe würzen und wenn erforderlich salzen.

Diese Soße passt sehr gut zu Pasta (am besten aus Dinkel-Vollkorn) oder zu Reis.

Morgenbrei

1 Esslöffel Buchweizen
1 Esslöffel Amarant
1-2 Esslöffel Hirse
1 Esslöffel gehackte Mandeln
1 Banane oder Birne
Agavendicksaft oder Xylit (nach Bedarf)
ca. 200 ml Reis-, Hafer- oder 100 ml Mandelmilch (gemischt mit 100 ml Wasser)

Die Milch in einem Topf erhitzen, kurz vor dem Kochen unter ständigem Rühren Buchweizen, Amarant und Hirse hinzugeben und ca. 1 Minute aufkochen lassen. Den Brei in eine Schüssel umfüllen und die klein geschnittene Banane, Birne oder auch anderes Obst hinzugeben. Die Mandeln hinzufügen und eventl. noch mit Agavendicksaft oder Xylit süßen. Wenn Sie Ihrem Darm noch etwas Gutes tun wollen, können Sie auch noch 2 Teelöffel Flohsamenschalen mit hinzugeben.

Schoko Bananen Shake / Erdbeer Bananen Shake

Für 2 Personen
2 Bananen
250g Erdbeeren
Carobpulver (Kakaoersatz ohne Fett und Zucker)
Reis-, Mandel- oder Hafermilch
Mandelmus oder Erdmandeln
Kokosraspeln (nach Geschmack)
eventl. 2-4 Esslöffel Sahne

Die Bananen klein schneiden und in einen Mixbecher geben. Je 1 Teelöffel Carobpulver, Mandelmus und nach Geschmack Kokosraspeln dazugeben und mit Reis-, Mandel,- oder Hafermilch auffüllen. Nach Geschmack noch Sahne dazu geben. Das Ganze mit dem Stabmixer pürieren. Wenn Sie es lieber fruchtig statt schokoladig mögen, dann verwenden Sie statt des Carobpulvers frische Erdbeeren. Anstatt des Mandelmus können Sie auch 2 Teelöffel Erdmandeln nehmen.

Literaturhinweise

Die Entsäuerungsrevolution Hannelore Fischer-Reska
Südwest Verlag
Naturheilpraxis heute 2. Auflage Urban und Fischer Verlag
Deine Nahrung sei dein Heilmittel Angelika Gräfin Wolfskeel von Reichenberg Mankau Verlag
Body Reset Jacky Gehring Sivita Verlag
Basische Körperpflege Steiner Verlag
Handbuch der heilenden Energien Waltraud Maria Hulke
Windpferd Verlag
Das Schröpfen Hans Höting Knaur Verlag
Kosmetik-Inhaltsstoffe von A-Z Heinz Knieriemen, Paul Silas Pfyl AT Verlag
E-Nummern Heinz Knieriemen AT Verlag
Säure-Basen-Balance Prof. Dr. Jürgen Vormann
Gräfe & Unzer Verlag
Die Selbstbemeisterung durch bewusste Autosuggestion Emil Coue´
Schwabe Verlag
Die typgerechte Ernährung Marlis Weber Bernd Küllenberg
Südwest Verlag

Weiterführende Internetlinks

ein-langes-leben.de
zentrum-der-gesundheit.de
saeure-basen-forum.de
richtig-entschlacken.de
balance-ph.de
badeosmose.de

Die Autorin hat eine Liste mit Produktempfehlungen zusammengestellt. Bei Interesse kann diese kostenlos per Mail unter grossmann-coaching@web.de angefordert werden.

5106049R00067

Printed in Germany
by Amazon Distribution
GmbH, Leipzig